医学规培生
应知应会心电图
快速判读手册

主编 王 欣 谷 丰 薛亚军

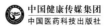

中国健康传媒集团
中国医药科技出版社

内容提要

　　本书内容以如何解析心电图为主，以心电图图谱引出判读心电图步骤，本书图谱是从临床中常见的心电图中选取出来的。每一张心电图下面按照分析步骤列出分析要点，体现了系统性分析心电图的过程，列出了判断心电图的路径。由于判读步骤都是一致的，因此每张图下均列出心律、节律、心率等要素，体现读图步骤的普遍性。而对于不同图形，会在图形特征、知识点、临床意义等方面各有侧重，突出读图内容的特殊性。另外，读者在阅读本书时可以从文前"目录"中迅速找到感兴趣的心电图，以了解该图的特征及临床意义等情况。希望本书可以使读者知晓各种类型心电图特征，了解和掌握读图的步骤要点。

图书在版编目（CIP）数据

　　医学规培生应知应会心电图快速判读手册 / 王欣，谷丰，薛亚军主编 . -- 北京：中国医药科技出版社，2025.4. -- ISBN 978-7-5214-5210-5

　　Ⅰ. R540.4-62

　　中国国家版本馆 CIP 数据核字第 20255T2Y06 号

美术编辑　陈君杞
版式设计　南博文化

出版　**中国健康传媒集团** | 中国医药科技出版社
地址　北京市海淀区文慧园北路甲 22 号
邮编　100082
电话　发行：010-62227427　邮购：010-62236938
网址　www.cmstp.com
规格　880 × 1230mm $^1/_{32}$
印张　10
字数　230 千字
版次　2025 年 4 月第 1 版
印次　2025 年 4 月第 1 次印刷
印刷　河北环京美印刷有限公司
经销　全国各地新华书店
书号　ISBN 978-7-5214-5210-5
定价　**49.00 元**

获取新书信息、投稿、为图书纠错，请扫码联系我们。

编委会

　　心脏医学的发展历程中，心电图技术的诞生犹如一盏明灯，照亮了临床诊疗的迷雾，自1903年首次应用于临床以来，这项技术不仅推动了心脏生理学的突破性研究，更成为心血管疾病诊断的基石。百余年间，随着科技的革新，心电学领域持续迭代，判读方法不断优化，为医务工作者提供了更精准的疾病诊断工具。然而，在知识爆炸的今天，准确判读心电图仍是临床医生的核心技能之——它要求系统性的分析思维与扎实的实践经验，尤其对基层医疗工作者而言，这一能力更显弥足珍贵。

　　在传统教科书中，心电图判读往往仅以文字概述，初学者往往难以真正掌握。当年轻医师初入临床，面对心电图时常感无从下手，不知如何系统分析，或仅能识别典型图形，而难以进行全面评估，导致挂一漏万。为此，本书重点围绕"如何判读心电图"展开，强调判读的系统性和实践性。

本书立足临床实践，凝聚了中国中医科学院西苑医院与清华大学附属北京清华长庚医院心血管团队数十年的教学与诊疗智慧。其中，西苑医院作为新中国成立后首所大型中医院，历经70年的发展，其心血管病中心在众多老一辈专家的引领下，积累了丰富的临床与教学资源；而清华长庚医院依托清华大学的交叉学科优势，在张萍教授的带领下，以精准医疗为核心理念，创新性地将人工智能、可穿戴设备等技术与心电图判读结合，为心血管疾病的早期筛查与管理开辟了新路径。本书的案例正是源于这两所医院的宝贵临床资料，既传承经典，又融合前沿。

全书以"授人以渔"为宗旨，围绕"如何系统判读心电图"展开。书中收录的临床案例均按逻辑顺序编排，从心律、节律、心率等核心要素入手，逐步解析图形特征与临床意义。每份图谱均附有系统化的分析步骤，既注重判读流程的一致性，又针对复杂图形的特殊性提供深入解读。读者可通过"初读—再读—熟读"三阶段学习法，逐步实现从"依样画葫芦"到"融会贯通"的跨越——即便面对疑难心电图，亦能抽丝剥茧，直指关键。

本书的编写历时数载，编者们从数千份案例中精选典型图谱，逐字推敲解析，力求在严谨性与实用性间找到平衡。这种精益求精的态度，不仅是对医学教育的敬畏，更是对临床实践的致敬。值此西苑医院七十周年与清华长庚医院十周年之际，谨以本书献礼，亦致敬所有为心血管事业默默耕耘的同道。

然医学浩瀚，学无止境。书中若有疏漏之处，恳请读者不吝指正。愿本书能成为临床医师案头常备的实用指南，更期待与各位同行携手，共同推动心电学技术与医学教育的进步。

张　萍

清华大学临床医学院（北京清华长庚医院）副院长

北京清华长庚医院心血管中心主任

中华医学会心血管病学分会常务委员

北京医学会心血管病学分会副主任委员

2025 年 2 月

致读者

在人类与心血管疾病博弈的百年长卷中，心电图始终是一把打开心脏奥秘的金钥匙。1903 年，当第一份心电图波形跃然纸上的那一刻，我们便与心脏的每一次搏动建立了对话的可能。这项技术不仅改写了心脏病的诊疗史，更让无数医者得以在错综复杂的电信号中，聆听生命的真实律动。

作为临床医生，我始终坚信：心电图的判读能力，是医者与患者之间最直接的桥梁。它不仅是技术，更是艺术——需要严谨的科学思维，也需要对生命个体的深刻共情。正因如此，《医学规培生应知应会心电图快速判读手册》的诞生，承载着我们对医学传承与创新的双重使命。

本书凝聚了两所文化积淀深厚与时代锋芒并存的医疗机构之智慧：中国中医科学院西苑医院，以七十载岐黄底蕴，将中医整体观融入现代心电研究；北京清华长庚医院，依托清华理工医交叉基因，让人工智能与可穿戴设备为传统判读注入新动能。书中每一份案例，都是临床实践与科研探索碰撞的火花；

每一页图谱，皆凝结着前辈的匠心与后辈的求索。

我们以"系统性判读"为纲，重构心电图学习的逻辑框架。从基础要素的抽丝剥茧，到复杂图形的庖丁解牛；从"初读"时的新奇探索，到"熟读"后的了然于胸——我们试图为读者铺设一条知行合一的进阶之路。当您翻开本书时，或许会经历从"雾里看花"到"拨云见日"的顿悟，这正是我们期待传递的思维蜕变。

医学的深邃，在于它永远留有未知的留白。本书虽力求至臻，仍难免存在遗憾之处。若您发现疏漏，恳请视作我们留给同行的一道思考题；若您有所启发，愿将其转化为临床实践中对患者的微笑与承诺。

值此书付梓之际，我谨代表编写团队，向所有为心血管事业奉献青春的医者致敬。愿这本带着临床温度的书卷，能成为您案头的良师益友，更愿我们共同守护的这份初心，终将汇入医学发展的星辰大海。

张　萍

清华大学临床医学院（北京清华长庚医院）副院长

北京清华长庚医院心血管中心主任

中华医学会心血管病学分会常务委员

北京医学会心血管病学分会副主任委员

2025 年 2 月

在带教规培生过程中，为了让大家尽快掌握看图本领，我科形成了一个读图路径，此书如实反映了我们工作的实际情况。我们把读图过程分为总体看和分解看，总体看有5个步骤，分解看有6个步骤。具体的步骤如下：

（一）总体看

1.判断是否为窦性心律

如是，进行下一步，如否，判断何种心律（心房颤动、心房扑动、交界区心律、起搏器心律、室性心动过速）。

1

2.判断快与慢

心率>100次/分是心动过速，如窦性心动过速，室性心动过速，房颤伴快速心室率，如果是交界区性心律，当心率>70次/分，称作交界区性心动过速；心率<60次/分的有窦性心动过缓，房颤伴缓慢心室率。

3.判断齐与不齐

一个起搏点的：窦性心律不齐，窦性停搏；两个（类）起搏点的：基础心律为窦性心律伴房性早搏或室性早搏；三个（类）起搏点的：基础心律为窦性心律同时伴房性早搏和室性早搏；起搏点不固定的：窦房结内游走心律、窦房结至交界区游走心律、窦房结至心房内游走性心律；传导异常的：窦房阻滞，房室阻滞。

4.判断电轴是否偏转

电轴偏转依据肢体导联判断，正常心电轴范围在–30°~+90°之间；–30°以左为左偏；+90°以右为右偏。

5.判断是否转位

转位依据胸导联判断，自心尖部朝心底部方向观察，设想心脏可循其本身长轴作顺钟向或逆钟向转位。正常时V3或V4导联R/S大致相等，为移行区波形。移行区波形出现在V1、V2导联为逆钟向转位，移行区波形出现在V5、V6导联为顺钟向转位。

（二）分解看

1. P波

从形态、振幅高度、时限三个维度观察，形态高尖、振幅>2.5mm为肺型P波；P波有切迹，双峰间距>40ms，整体宽度>120ms，为二尖瓣型P波。

2. P-R间期

测量P-R间期，当长度>0.20s时为延长，<0.12s时为缩短。

3. QRS波

从形态、振幅高度、时限三个维度观察，先看有无异常Q波，以及等位性Q波，Q波提示体位变化、心肌肥厚、心肌梗死；"δ"波常见于心室预激；振幅增高时要分清左心室高电压或右心室高电压；振幅减低时要区分肢体导联QRS波低电压或胸导联QRS波低电压；时限增宽常见于束支阻滞，要识别右束支阻滞与左束支阻滞。

4. ST段

从形态、位移及时限三个维度观察，形态有上斜型、水平型、下斜型、弓背型等；位移有ST段抬高与ST段压低；时限一般为0.05~0.15S。

5. T波

从形态、振幅、向量几方面观察，形态应前缓后陡，异常可见T波高尖与T波低平、倒置。

6. Q-T间期

观察Q-T间期时间，对于不同心率间比较一般观察QTc的值，异常可见缩短与延长。

本书以我们临床中所挑选的73份心电图为例，按以上分析步骤遇到的问题排序，每份心电图下也列出了上述分析步骤，期待在反复运用中夯实判读心电图的本领。

编者

2025 年 2 月

目　录
Contents

一、窦性心律

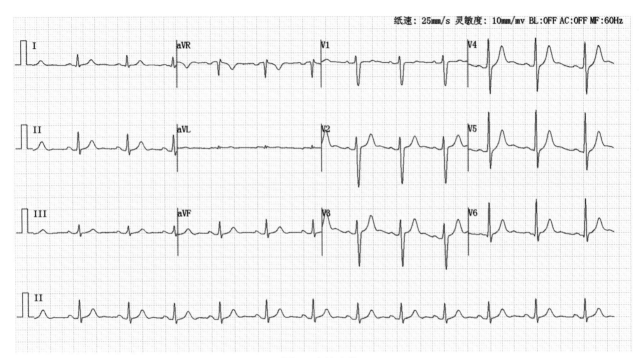

纸速：25mm/s 灵敏度：10mm/mv BL:OFF AC:OFF MF:60Hz

图1 窦性心律

心电图特征

心律：有规律的 P 波出现，在 Ⅰ、Ⅱ、aVF 导联 P 波直立，aVR 导联 P 波倒置，提示 P 波在额面上除极向量从右上指向左下。

心率：心房率与心室率一致，均为 75 次 / 分。

节律：匀齐，P-P 间期与 R-R 间期一致。

电轴：QRS 波群电轴 52°。

转位：移行区位于 V4 导联。

P 波：呈钝圆形，时限 94ms，振幅未超过 0.25mV。

P-R 间期：160ms。

QRS 波群：无异常 Q 波，无增宽，时限 104ms，胸导联 R/S 顺序增加，$R_{V5}+S_{V1}=2.58mV$。

ST 段：以 R 波为主的导联 ST 段呈上斜型，无异常抬高及下移。

T 波：以 R 波为主的导联 T 波直立，双支前缓后陡，振幅不低于同导联 R 波的 1/10。

QTc：411ms。

重点特征提炼

各波形正常，时限与振幅均在正常范围内。

心电图诊断

1. 窦性心律
2. 正常心电图

知识点

　　要熟记正常值。常见正常值包括：P 波形态在 Ⅰ 、Ⅱ、aVF、V4~V6 导联直立，aVR 导联倒置。P-P 间距基本匀齐，一般 10s 内 P-P 相差 <0.12s，频率在 60~100 次 / 分。P 波振幅在肢体导联 <0.25mV，在胸导联 <0.20mV；时限 60~100ms。正常成人 P-R 间期 0.12~0.20s。QRS 波群在 V1~V6 导联 R/S 比值逐渐增大，在肢体导联 aVR 导联 QRS 波群主波向下，其他导联 QRS 波群主波多数向上；在肢体导联 QRS 波群综合振幅不低于 0.5mV，在胸导联不低于 1.0mV，上限要求 R_{V5}<2.5mV，R_{V5}+S_{V1}<3.5mV（女）或 4.0mV（男）；QRS 波群时间多为 0.07~0.10s。ST 段抬高在肢体导联和胸导联的 V4~V6 不应超过 0.1mV，在 V1~V3 导联不超过 0.3mV。ST 段下移在 aVR 导联不超过 0.1mV，在其他导联都不超过 0.05mV。ST 段时限 0.05~0.15s。T 波方向与 QRS 波群主波方向一致，Ⅰ、Ⅱ、V4~V6 导联直立，aVR 导联倒置，在 Ⅲ、aVL、aVF、V1、V2 导联可直立、双向或倒置，V3 导联多数为直立。振幅不应低于同导联 R 波的 1/10，在肢体导联以 Ⅱ 导联为最高，在胸导联以 V2 或 V3 导联为最高，可达 1.0~1.8mV。Q-T 间期受心率影响较大，常以 QTc 来判断意义，正常上限男性 0.45s，女性为 0.46s。

临床意义

正常心电图可见于大部分健康人群。许多心脏疾病，尤其是早期阶段也可以表现为正常心电图。因此需要结合患者的年龄、性别、用药等临床资料，进行综合分析。

二、房性心律

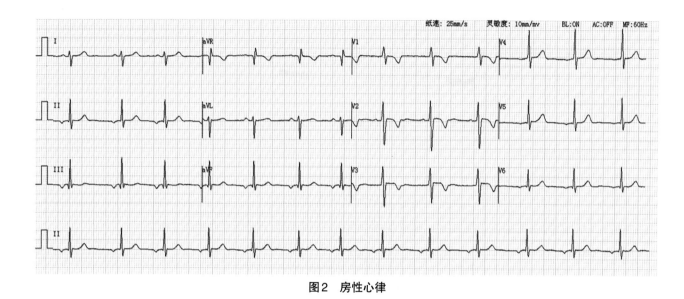

纸速：25mm/s　灵敏度：10mm/mv　BL:ON　AC:OFF　MF:60Hz

图2　房性心律

心电图特征

心律：有规律的 P′ 波出现，在 Ⅱ 、Ⅲ 、aVF 导联 P′ 波倒置，aVR 导联 P′ 波直立，与窦性心律所产生的除极向量方向相反，提示 P′ 波的心电除极向量从下指向上，且 Ⅰ 导联 P′ 波直立，所以心电除极向量从右指向左，推测起源点在右心房下部。

心率：心房率与心室率一致，为77次/分。

节律：匀齐，P′–P′间期与R–R间期一致。

电轴：QRS波群电轴为+102°，>+90°为右偏。

转位：移行区位于V1导联。

P′波：在Ⅱ、Ⅲ、aVF导联倒置，Ⅰ、aVL导联直立，时限82ms。

P′–R间期：160ms。

QRS波群：无异常Q波，胸导联R/S顺序增加，时限72ms。

ST段：以R波为主的导联ST段呈上斜型，无异常抬高及下移。

T波：以R波为主的导联T波直立，双支前缓后陡，振幅不低于同导联R波的1/10。

QTc：380ms。

重点特征提炼

该图中P′波心电除极向量与窦性相反，所以P′波起源不在窦房结内，且P′–R间期160ms>120ms，提示激动起源于心房内；QRS波群心电轴为+102°>+90°，为右偏；移行区位于V1导联。

心电图诊断

1.房性心律

2.心电轴右偏

3.逆钟向转位

知识点

房性心律起搏点在心房内，根据起源点的位置不同，P′波形态各有不同。房性早搏的位置，主要看心电图Ⅰ、aVF、V1导联，判断P′波的除极方向。Ⅰ导联定左右，aVF导联定上下，V1导联定前后。该图Ⅰ、aVL导联P′波直立，所以除极从右指向左，Ⅱ、Ⅲ、aVF导联P′波倒置，除极从下指向上，认为起搏点从右房下部分发出。心房除极后下传心室的途径同窦性P波下传心室的途径一致，均经过房室结，所以P′-R间期>120ms。

临床意义

房性心律可由交感神经过度兴奋、器质性心脏病、心房自律性异常增高等原因造成。病因有生理性或病理性，生理性可见于情绪激动焦虑、饮浓茶或咖啡后的正常人；病理性可见于器质性心脏病患者，如高血压性心脏病、慢性阻塞性肺疾病等。

三、交界性心律

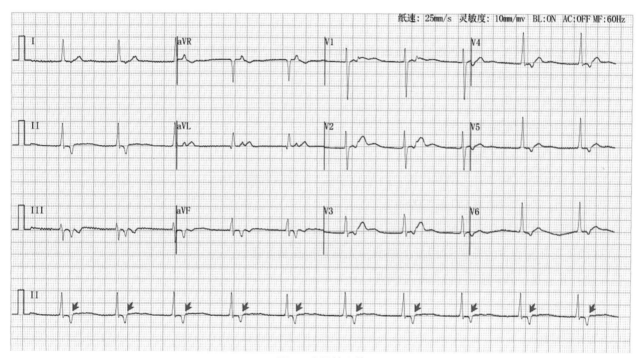

纸速：25mm/s　灵敏度：10mm/mv　BL:ON　AC:OFF　MF:60Hz

图3　交界性心律

11

心电图特征

心律：在 II 导联可见逆行 P′波，P′波出现在 QRS 波群之后，aVR 导联 P′波直立。

心率：心室率为 60 次 / 分。

节律：R–R 间期匀齐。

电轴：QRS 波群电轴为 +15°。

转位：移行区位于 V2 导联。

P′波：在 QRS 波群之后，倒置 P′波，时限 120ms，II 导联振幅 0.3mV。

P–R 间期：R–P′间期为 160ms<200ms。

QRS 波群：无异常 Q 波，胸导联 R/S 顺序增加，时限 78ms。

ST 段：以 R 波为主的导联 ST 段呈上斜型，无异常抬高及下移。

T 波：II、III、aVF 导联 T 波低平或倒置。

QTc：405ms。

重点特征提炼

在 II 导联可见倒置 P′波，P′波位于 QRS 波群之后，R–P′间期恒定为 160ms<200ms，QRS 波群正常。

心电图诊断

1. 交界性心律
2. T波改变

知识点

交界性心律心电图特点为连续出现≥3次QRS-T波群，其形态与主导节律QRS-T波群一致或略有差异，其QRS波群前、中、后可有逆行P′波，P′-R间期<0.12s或R-P′间期<0.20s。若逸搏周期在1.0~1.5s，频率40~60次/分，则称为交界性心律；若逸搏周期>1.5s，频率<40次/分，称为过缓的交界性心律；若逸搏周期在0.6~1.0s，频率61~100次/分，称为加速性交界性心律。

临床意义

交界性心律是指房室交界性逸搏连续发生形成的节律，房室交界性逸搏及逸搏心律的出现，与迷走神经张力增高、显著的窦性心动过缓或房室阻滞有密切的相关性，研究显示交界性心律是防止心室停顿出现的生理性的保护机制。如果交界性逸搏或者交界性心律出现，常说明患者出现严重的迷走神经张力增高，或者由于各种原因导致的显著窦性心动过缓，或者由于房室阻滞。

四、心房颤动——粗颤

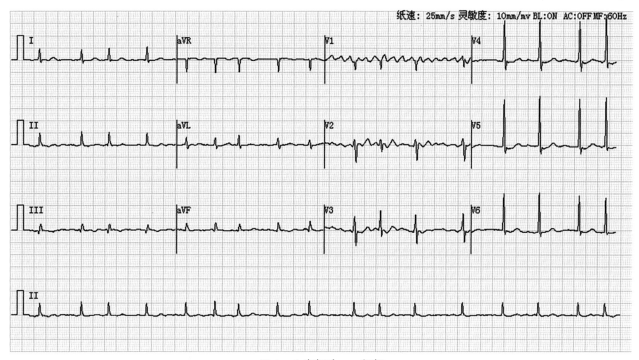

图4　心房颤动——粗颤

心电图特征

心律：P波消失，代之以大小不等、形态各异的f波，V1导联最为显著。

心率：心房率与心室率不一致，心房率为375次/分左右，平均心室率为109次/分。

节律：心房波杂乱无章，心室律绝对不齐。

电轴：QRS波群电轴为+39°。

转位：移行区位于V3导联。

P波：P波消失，代之以f波，V1导联f波振幅>0.1mV。

P-R间期：P波消失无法测量。

QRS波群：无异常Q波，胸导联R/S顺序增加。

ST段：V4、V5、V6导联ST段呈水平型下移>0.05mV。

T波：Ⅱ、Ⅲ、aVF、V4~V6导联T波振幅减低。

QTc：442ms。

重点特征提炼

P波消失，代之以大小不等、形态各异的f波，f波振幅大于0.1mV（V1导联），R-R间期绝对不齐，平均心室率为109次/分。

心电图诊断

1.心房颤动伴快速心室率

2. ST-T改变

知识点

房颤时P波消失，代之以形态各异、大小不等、间距不等的f波，其中f波的频率为350~600次/分。心室律绝对不齐，其原因：（1）f波自身节律不齐。（2）快速的f波部分下传心室，部分在交界区产生隐匿性传导，对下次心房激动的下传产生不同程度的影响。房颤以f波振幅分型分为：粗波型房颤和细波型房颤，其中V1导联f波振幅>0.1mV的为粗颤，振幅<0.1mV的为细颤。

临床意义

粗波型心房颤动多见于风湿性心脏病二尖瓣狭窄、甲状腺功能亢进。对药物复律或电击复律疗效好、复发率低。

五、心房颤动——细颤

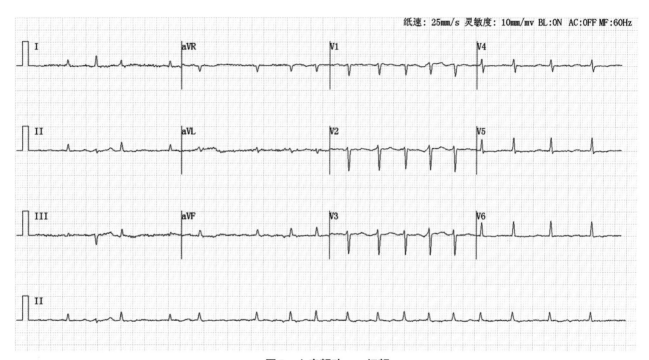

纸速：25mm/s 灵敏度：10mm/mv BL:ON AC:OFF MF:60Hz

图5 心房颤动——细颤

19

心电图特征

心律：P波消失，代之以大小不等、形态各异的f波。

心率：心房率与心室率不一致，心房波显示不清，平均心室率为97次/分。

节律：心房波杂乱无章，R-R间期绝对不齐。

电轴：QRS波群电轴57°。

转位：移行区位于V4导联。

P波：P波消失，代之以f波，V1导联f波振幅<0.1mV。

P-R间期：P波消失无法测量。

QRS波群：无异常Q波，无增宽，时限98ms，肢体导联R+S的绝对值之和<0.5mV，第2个QRS波群变形，其后无类代偿间期。

ST段：V5、V6导联ST段呈水平型下移达0.05mV。

T波：Ⅰ、Ⅱ、Ⅲ、aVF、V4~V6导联T波低平。

QTc：348ms。

重点特征提炼

1.规则的P波消失，代之以大小不等、形态各异的f波，R-R间期绝对不齐。

2.肢体导联 R+S 的绝对值之和 <0.5mV。

3.V5、V6导联ST段呈水平型下移达0.05mV；Ⅰ、Ⅱ、Ⅲ、aVF、V4~V6导联T波低平。

心电图诊断

1.心房颤动可见室内差异性传导

2.肢体导联低电压

3.ST-T改变

知识点

f波在V1或Ⅱ导联中较容易辨识，按照f波形态和大小，常把房颤分为粗颤和细颤，前者f波振幅 >0.1mV，后者f波振幅 <0.1mV。有时由于颤动波过于纤细或基线不稳定以致难以辨认出f波，所以心电图中找不到P波为房颤的重要特征。

临床意义

f波振幅的大小与病因、房颤持续的时间，心房的大小以及用药等因素有关。风心病粗颤多，冠心病细颤多、房颤持续时间越长f波越细，心房增大者多为粗颤，用洋地黄后f波变细，用Ⅰ类和Ⅲ类抗心律失常药后f波变粗。

六、心房扑动

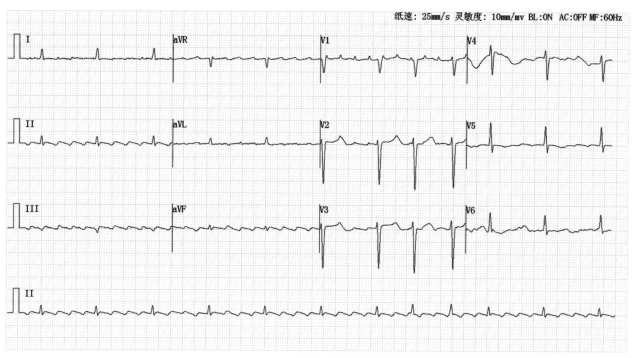

纸速：25mm/s 灵敏度：10mm/mv BL:ON AC:OFF MF:60Hz

图6　心房扑动

心电图特征

心律：P波消失，代之以连续的锯齿状F波，Ⅱ、Ⅲ、aVF导联清晰可见，F波间无等电位线，波幅大小一致。

心率：心房率与心室率不一致，心房率即F波频率为250次/分，心室率即QRS波群平均心率为63次/分。

节律：F波间隔规则，节律匀齐，房室下传比例2：1~4：1，心室律不规则。

电轴：QRS波群电轴16°。

转位：移行区位于V4~V5导联之间。

P波：P波消失，代之以F波。

P-R间期：心房波与心室波无固定联系。

QRS波群：时限96ms，所有肢体导联QRS波群振幅R+S绝对值的和<0.5mV。

ST段：Ⅰ、aVL、V5、V6导联呈水平型，未见异常下移或抬高。

T波：Ⅰ、aVL、V6导联低平，V5导联浅倒。

QTc：397ms。

重点特征提炼

正常P波消失，代之以连续的锯齿状F波，Ⅱ、Ⅲ、aVF导联清晰可见，F波间无等电位线，波幅大小一致，间隔规则，节律匀齐，房室下传比例2：1~4：1，心室律不规则。所有肢体导联QRS波群振幅R+S绝对值的和<0.5mV。Ⅰ、aVL、V6导联T波低平，V5导联T波浅倒。

心电图诊断

1.心房扑动（2：1~4：1下传）

2.肢体导联低电压

3.T波改变

知识点

心房扑动特点是P波消失，代之以连续的锯齿状F波，Ⅱ、Ⅲ、aVF导联清晰可见，F波间无等电位线，波幅大小一致，间隔规则，频率为240~350次/分，大多不能全部下传，常以固定比例（2：1或4：1）下传，心室律可规则。若下传比例不规则或存在文氏传导现象则心室律不规则。

临床意义

房扑多为阵发性，常是窦性心律与心房颤动相互转变的过渡状态，一般为短暂现象，也有持续数月或数年者。患者大多有器质性心脏病，常见于冠心病、风湿性心脏病、先天性心脏病及心脏修补术后、肺心病和心肌病等。酒精中毒或甲状腺功能亢进症也可出现短暂性房扑。心室率快时可引起胸闷、心悸、呼吸困难、头晕等症状，如有器质性心脏病可诱发心衰。

七、窦房结至心房内游走性心律

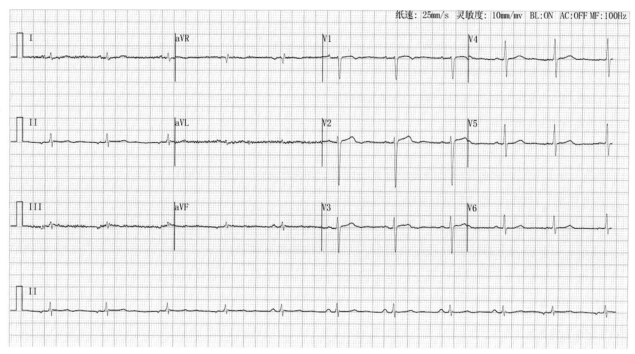

纸速：25mm/s 灵敏度：10mm/mv BL:ON AC:OFF MF:100Hz

图7 窦房结至心房内游走性心律

心电图特征

心律：在 II 导联可见 P 波由倒置→直立→倒置的演变过程。

心率：心房率与心室率一致，为 64 次／分。

节律：P–P 间期与 R–R 间期一致，节律较匀齐。

电轴：QRS 波群电轴为 +60°。

转位：移行区位于 V4 导联。

P 波：在 II 导联可见 P 波形态倒置→直立→倒置，时限 86ms，振幅 0.15mV。

P–R 间期：160ms，P′–R 间期 140ms，均 >120ms。

QRS 波群：无异常 Q 波，胸导联 R/S 顺序增加，时限 84ms。

ST 段：以 R 波为主的导联 ST 段呈上斜型，无异常抬高及下移。

T 波：以 R 波为主的导联 T 波直立，双支前缓后陡，振幅不低于同导联 R 波的 1/10。

QTc：421ms。

重点特征提炼

在 II 导联可见 P 波形态倒置→直立→倒置；P–R 间期 160ms，P′–R 间期 140ms，均 >120ms。

心电图诊断

窦房结至心房内游走性心律

知识点

窦房结至心房内游走性心律可见起搏点游走于窦房结至心房之间，为一种多类型游走性心律。即P波形态由窦性P波逐渐过渡到房性P'波。窦性P波频率较快，房性P'波频率较慢。窦性P-R间期和房性P'-R间期均>120ms。

临床意义

窦房结至心房内游走性心律为心脏起搏点游走于窦房结至心房之间的一种多类型游走性心律，常见于健康人，也可见于器质性心脏病患者，需结合临床。

八、窦性心动过缓

纸速: 25mm/s 灵敏度: 10mm/mv BL:ON AC:OFF MF:60Hz

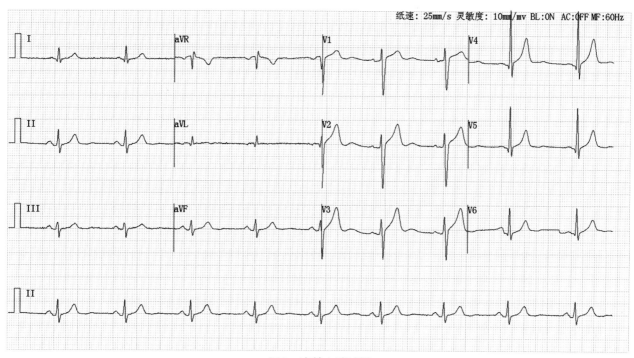

图8 窦性心动过缓

31

心电图特征

心律：有规律的P波出现，在Ⅱ导联P波直立，aVR导联P波倒置，提示P波在额面上除极向量从右上指向左下。

心率：心房率与心室率一致，为53次/分。

节律：P–P间期与R–R间期匀齐。

电轴：QRS波群电轴18°。

转位：移行区位于V3~V4导联之间。

P波：呈钝圆形，时限96ms，振幅未超过0.25mV。

P–R间期：P–R间期152ms。

QRS波群：无异常Q波，时限102ms，无增宽，胸导联R/S顺序增加，Rv5+Sv1=3.05mV。

ST段：以R波为主的导联ST段呈上斜型，无异常抬高及下移。

T波：以R波为主的导联T波直立，双支前缓后陡，振幅不低于同导联R波的1/10。

QTc：374ms。

重点特征提炼

各波形正常，时限与振幅均在正常范围内，心室率53次/分<60次/分。

心电图诊断

窦性心动过缓

知识点

此图 P 波向量明确为窦性心律，心率<60次/分，为窦性心动过缓。

临床意义

窦性心动过缓可分为生理性和病理性。生理性常见于正常成人尤其是睡眠时或某些训练有素的运动员。病理性多见于病窦综合征患者，心动过缓持续存在，在运动时心率也不能相应增快，不能满足机体代谢需要，会出现头晕甚至黑蒙等临床症状。

九、窦性心动过速

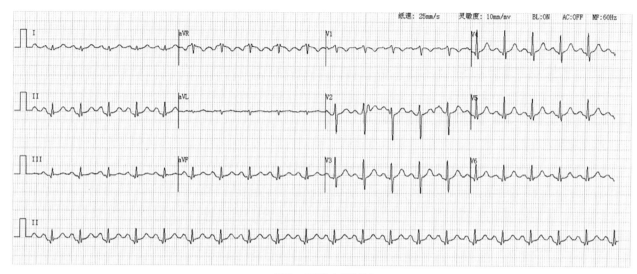

图9　窦性心动过速

心电图特征

　　心律：有规律的P波出现，在Ⅱ导联P波直立，aVR导联P波倒置，提示P波在额面上除极向量从右上指向左下。

35

心率：心房率与心室率一致，为124次/分。

节律：匀齐，P-P间期与R-R间期一致。

电轴：QRS波群电轴为+74°。

转位：移行区位于V3导联。

P波：在大部分导联呈钝圆形，时限98ms。

P-R间期：158ms。

QRS波群：无异常Q波，胸导联R/S顺序增加，时限68ms。

ST段：以R波为主的导联ST段呈上斜型，无平直延长，无压低。

T波：以R波为主的导联T波直立，双支前缓后陡，振幅不低于同导联R波的1/10。

QTc：373ms。

重点特征提炼

窦性P波，心率124次/分>100次/分，提示为窦性心动过速。

心电图诊断

窦性心动过速

知识点

窦性心动过速起搏点必须在窦房结内，也就是P波在Ⅱ导联直立，aVR导联倒置，且心率大于100次/分。

临床意义

窦性心动过速可以是人体生理性反应，也可以为病理性的表现。大多数情况是由于迷走神经张力减弱或交感神经张力增高的结果。情绪激动，精神紧张，过量吸烟、饮酒、喝浓茶或咖啡时可引起一过性窦性心动过速。持续性窦性心动过速多见于某些疾病，如发热、贫血、缺氧、感染、出血、休克、甲状腺功能亢进症、心肌炎、缩窄性心包炎、充血性心力衰竭等。某些药品如阿托品、麻黄碱、氨茶碱、肾上腺素等也可引起窦性心动过速。

十、交界性心动过速

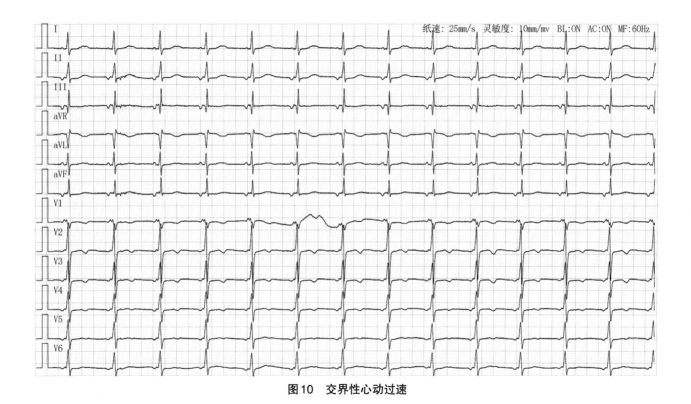

纸速：25mm/s　灵敏度：10mm/mv　BL：ON　AC：ON　MF：60Hz

图10　交界性心动过速

心电图特征

心律：在 II 、III 、aVF 导联可见倒置 P′波，P′波出现在 QRS 波群之前。

心率：心房率与心室率一致，为77次/分。

节律：R–R 间期匀齐。

电轴：QRS 波群电轴 +48°。

转位：移行区在 V2 导联。

P波：在 II 、III 、aVF 导联可见倒置 P′波，P′波时限 72ms。

P′–R 间期：86ms。

QRS波群：无异常 Q 波，胸导联 R/S 顺序增加，时限 106ms。

ST段：V3~V6 导联呈水平型，无延长及异常下移或抬高。

T波：V1~V4 导联 T 波倒置；V5、V6 导联 T 波低平。

QTc：441ms。

重点特征提炼

在 II 、III 、aVF 导联可见倒置 P′波，P′波出现在 QRS 波群之前；P′–R 间期：86ms；心率为77次/分。

心电图诊断

交界性心动过速

知识点

在 II、III、aVF 导联可见倒置 P′ 波且 P′–R 间期 <120ms 为交界性心律，若交界性心律频率 >70 次 / 分，称为交界性心动过速。

临床意义

交界性心律是指房室交界性心搏连续的出现，与迷走神经张力增高有关。对血流动力学常无明显影响，患者自觉症状轻微，因而又被称为良性的心律失常。可见于正常人，也可见于洋地黄中毒、下壁心肌梗死、心肌炎、急性风湿热、心脏瓣膜术后等。

十一、房性心动过速

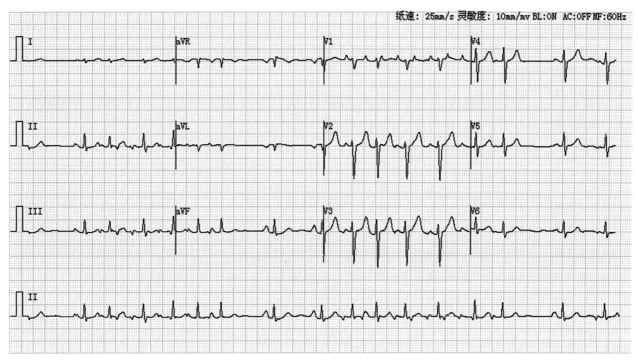

纸速：25mm/s 灵敏度：10mm/mv BL:ON AC:OFF MF:60Hz

图11 房性心动过速

心电图特征

心律：P波在Ⅱ导联形态多样，有规律的直立P波，提示为窦性心律；也有提前出现的连续的P'波，形态多样，提示有异位心律。

心率：平均心室率为108次/分。心房率>心室率，可见未下传的P'波（可观察V1导联，容易识别）。

节律：节律不匀齐，有>3个房性早搏连续出现，为房性心动过速。

电轴：QRS波群电轴为+92°，轻度右偏。

转位：移行区位于V4导联。

P波：部分窦性P波振幅增高达到0.25mV；房性P'波形态多样。

P–R间期：P–R间期140ms；P'–R间期>120ms。

QRS波群：无异常Q波，胸导联R/S顺序增加，时限为92ms。

ST段：以R波为主的导联ST段呈上斜型，无异常抬高及下移。

T波：以R波为主的导联T波直立，双支前缓后陡，振幅不低于同导联R波的1/10。

QTc：453ms。

重点特征提炼

部分窦性P波振幅增高达到0.25mV；节律不匀齐，有≥3个房性早搏连续出现。

心电图诊断

1. 窦性心律

2. 房性心动过速

3. 心电轴轻度右偏

4. P波高尖

知识点

房性心动过速表现为连续出现三个及以上的房性P′波，阵发性发作，呈短阵性或持续性，每次发作的联律间期（P–P′）可不固定；P′–R间期 >0.12s。

临床意义

房性心动过速常于有器质性心脏病的基础上发作，如冠心病、急性心肌梗死、肺源性心脏病；或见于洋地黄中毒、低钾血症等；也可见于无器质性心脏病正常人。

十二、室性心动过速

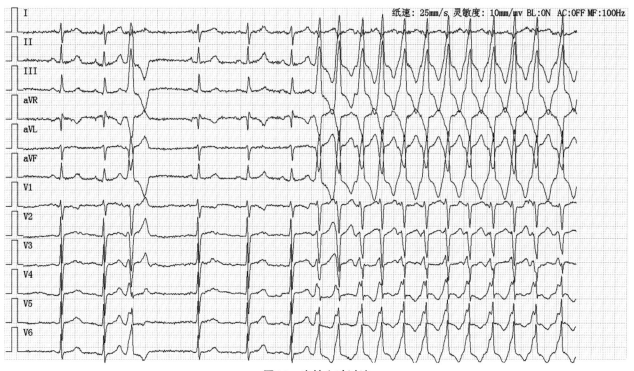

纸速：25mm/s 灵敏度：10mm/mv BL:ON AC:OFF MF:100Hz

图12　室性心动过速

心电图特征

心律：可见规律P波在Ⅱ导联直立，aVR导联倒置，提示P波在额面上除极向量从右上指向左下；可见第3个单发、第7个及以后出现连续快速宽大畸形的QRS波群，存在房室分离。

心率：心室率快慢不匀，窦性心率大约70~80次/分，宽QRS波群心率150~180次/分，平均心室率111次/分。

节律：P-P间期基本匀齐，可见提前出现的宽QRS波群，宽QRS波群时限大于0.12s，其前无相关P波，单发的宽QRS波群其后有代偿间期，继发ST-T改变。连续出现的宽QRS波群较匀齐，形态与单发的宽QRS波群形态一致，房室分离。

电轴：QRS波群电轴99°。

转位：移行区位于V3~V4导联之间。

P波：在大部分导联呈钝圆形，时限110ms，振幅未超过0.25mv。

P-R间期：P-R间期164ms。

QRS波群：窦性P波下传，无异常Q波，胸导联R/S顺序增加，时限90ms。

ST段：以R波为主的导联ST段呈上斜型，无异常抬高及下移。

T波：以R波为主的导联T波直立，双支前缓后陡，振幅不低于同导联R波的1/10。

QTc：445ms。

重点特征提炼

R–R间期不匀齐，可见提前出现的宽QRS波群，宽QRS波群时限大于120ms，其前无相关P波，其后有代偿间期，继发ST–T改变；连续出现的宽QRS波群，形态与单发的宽QRS波群形态一致。

心电图诊断

1.窦性心律

2.室性早搏，室性心动过速

3.心电轴右偏

知识点

室性心动过速简称室速，是起源自希氏束分叉以下、左或右室，连续发生3次或3次以上，频率在100~250次/分的心动过速。

临床意义

室性心动过速具有重要临床意义，持续性室速既可自行终止，也可恶化为心室扑动或心室颤动而导致猝死。特发性室速见于无明显器质性心脏病患者；持续性室速常见于陈旧性心肌梗死、扩张型心肌病、心肌炎等疾病；多形性室性心动过速为恶性心律失常，可发生晕厥甚至猝死。

十三、心房颤动伴缓慢心室率

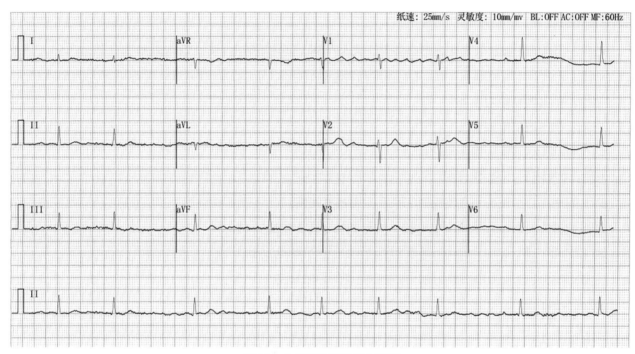

纸速：25mm/s 灵敏度：10mm/mv BL：OFF AC：OFF MF：60Hz

图13　心房颤动伴缓慢心室率

心电图特征

心律：各导联P波消失，代之形态各异、大小不同、间距不等的f波，V1导联最为显著。

心率：心房率与心室率不一致，心房率即f波频率约300次/分，心室率即QRS波群频率平均为58次/分。

节律：R-R间期绝对不齐。

电轴：QRS波群电轴80°。

转位：移行区在V2~V3导联之间。

P波：P波消失，代之以f波。

P-R间期：心房波与心室波无固定联系，无P-R间期。

QRS波群：时限76ms，无异常Q波，胸导联R/S顺序增加。

ST段：Ⅱ、Ⅲ、aVF、V3~V6导联ST段呈水平型下移≤0.05mV。

T波：T波直立，双支前缓后陡，振幅不低于同导联R波的1/10。

QTc：434ms。

重点特征提炼

正常P波消失，代以大小不等、形状各异的颤动波（f波）。QRS波群频率平均为58次/分。

心电图诊断

心房颤动伴缓慢心室率

知识点

心房颤动伴缓慢心室率，表现为心室律绝对不齐，并且平均心室率<60次/分。

临床意义

在临床上，心房颤动伴缓慢心室率可有生理性和病理性两种情况，心室率过慢，连续出现长 R-R 间期时需考虑是否存在房室阻滞。

十四、心房颤动伴快速心室率

纸速：25mm/s 灵敏度：10mm/mv BL:ON AC:OFF MF:60Hz

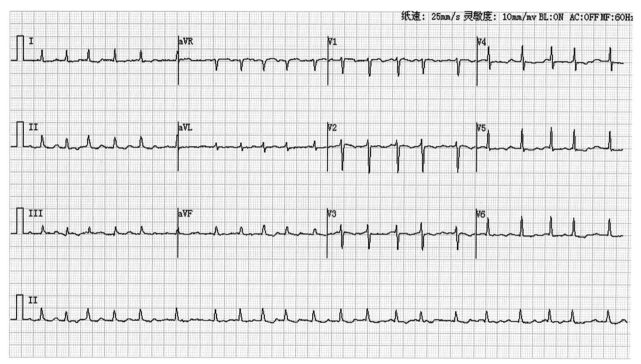

图14 心房颤动伴快速心室率

55

心电图特征

心律：各导联P波消失，代之形态各异、大小不同、间距不等的f波，V1导联最为显著。

心率：心房率与心室率不一致，心房率大致350~400次/分，平均心室率为132次/分。

节律：R-R间期绝对不匀齐。

电轴：QRS波群电轴为+50°。

转位：移行区在V3~V4导联之间。

P波：P波消失，代之以f波。

P-R间期：心房波与心室波无固定联系，无P-R间期。

QRS波群：无异常Q波，胸导联R/S顺序增加。

ST段：Ⅰ、Ⅱ、Ⅲ、aVF、V3~V6导联ST段呈水平型下移>0.05mV。

T波：Ⅰ、Ⅱ、Ⅲ、V4~V6导联T波低平或浅倒置。

QTc：379ms。

重点特征提炼

P波消失，代之以大小不等，形态各异的f波，R-R间期绝对不齐，心室率为132次/分。

心电图诊断

1.心房颤动伴快速心室率

2. ST–T改变

知识点

房颤时P波消失，代之以形态各异、大小不等、间距不等的f波，其中f波的频率为350~600次/分。心室律绝对不齐，大于100次/分者为心房颤动伴快速心室率。

临床意义

心房颤动伴快速心室率，是指心室收缩频率达到100次/分以上的心房颤动。长时间心房颤动伴快速心室率可能会出现心功能衰竭，可出现活动后喘憋、气短、下肢浮肿等症状。

十五、心房扑动伴缓慢心室率

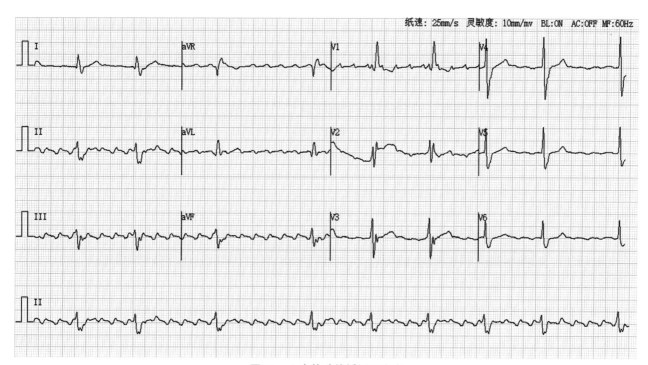

纸速: 25mm/s 灵敏度: 10mm/mv BL:ON AC:OFF MF:60Hz

图15　心房扑动伴缓慢心室率

心电图特征

心律：正常P波消失，代之以连续的锯齿状F波，Ⅱ、Ⅲ、aVF导联清晰可见，F波间无等电位线，波幅大小一致。

心率：心房率与心室率不一致，心房率约为250次/分，平均心室率为53次/分。

节律：F波间隔规则，节律匀齐，房室下传比例4：1~6：1，心室律不规则。

电轴：QRS波群电轴–55°。

转位：移行区在V3、V4导联之间。

P波：P波消失，代之以F波。

P–R间期：心房波与心室波无固定联系，无P–R间期。

QRS波群：时限142ms，中后部增宽粗钝，V1导联呈rSR′型，Ⅰ、V5~V6导联S波粗钝。

ST段：未见异常下移或抬高。

T波：以R波为主的导联T波直立，双支前缓后陡，振幅不低于同导联R波的1/10。

QTc：464ms。

重点特征提炼

正常P波消失，代之以连续的锯齿状F波，Ⅱ、Ⅲ、aVF导联清晰可见，F波间无等电位线，波幅大小一致，间隔规则，节律匀齐，房室下传比例4：1~6：1，心室律不规则，平均心室率为53次/分；QRS波群时限为142ms，中后部增宽粗钝，V1导联呈rSR′型，Ⅰ、V5~V6导联S波粗钝。

心电图诊断

1.心房扑动伴缓慢心室率（4：1~6：1下传）

2.完全性右束支阻滞

知识点

心房扑动，房室传导按比例下传，伴缓慢心室率时，心室率<60次/分。由于F波较快，房室结不能下传所有冲动，其阻滞程度根据计算每个QRS波群前的F波数量来确定，如本图中每个QRS波群前有4~6个F波，则为4：1~6：1传导比例。

临床意义

心房扑动伴缓慢心室率，心室率一般低于60次/分，对于房室传导比例呈6：1或比例更高的房扑时，提示可能存在高度房室阻滞，可见交界性或室性逸搏。

心房扑动属于病理性、有害的心律失常，有损害心功能、引发缺血性脑卒中等危害。

十六、心房扑动伴快速心室率

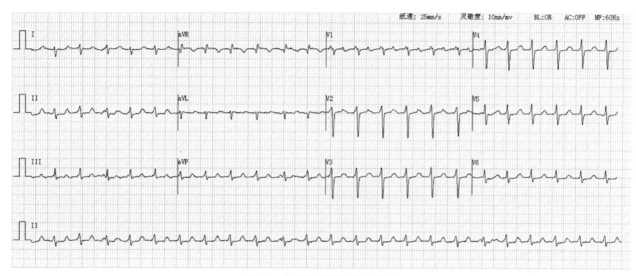

图16 心房扑动伴快速心室率

心电图特征

心律：P波消失，代之以一系列形态相同、大小一致、间距相等多呈"锯齿"样的F波，F波在V1导联明显，FF之间无等电位线。

心率：心房率与心室率不一致，F波的频率为278次/分，心室频率为139次/分。

节律：F-F间期与R-R间期各自匀齐；房室按2：1比例下传。

电轴：QRS波群电轴为+156°。

转位：移行区在V5导联显示。

P波：P波消失，代之以F波。

P-R间期：心房波与心室波无固定联系。

QRS波群：时限80ms，无异常Q波，胸导联R/S顺序增加。

ST段：全导联呈上斜型，无平直延长，无压低。

T波：全导联直立，双支前缓后陡，振幅不低于同导联R波的1/10。

QTc：356ms。

重点特征提炼

P波消失，代之以形态相同、大小一致、间距相等多呈"锯齿"样的F波，F波在V1导联明显，FF之间无等电位线，房室按2：1比例下传，心室律规则；心室的频率为139次/分>100次/分。移行区在V5导联显示。

心电图诊断

1.心房扑动呈2：1传导

2.快速心室率

3.顺钟向转位

知识点

目前认为环形折返是心房扑动的主要发病机制。根据房扑的发生机制与解剖位置，分为典型的房扑又叫峡部依赖性心房扑动、非典型房扑又叫做非峡部依赖性心房扑动。

临床意义

房扑少见于健康者，大多有器质性心脏病，最常见的是冠心病和风湿性心脏病。症状主要与房扑的心室率有关：心室率不快时患者可无症状，房扑伴有极快的心室率可诱发心绞痛与充血性心力衰竭。

十七、窦性心律不齐

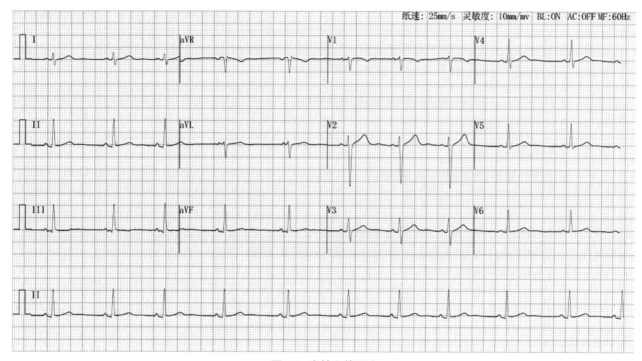

纸速：25mm/s 灵敏度：10mm/mv BL:ON AC:OFF MF:60Hz

图17　窦性心律不齐

心电图特征

心律：在 II 导联 P 波直立，aVR 导联 P 波倒置，提示 P 波在额面上除极向量从右上指向左下。

心率：心房率与心室率一致，为 61 次/分。

节律：节律不匀齐，在同一导联上 P–P 间期差异 >0.12s。

电轴：QRS 波群电轴为 +87°。

转位：移行区在 V3 导联。

P 波：在大部分导联呈钝圆形，时限 80ms。

P–R 间期：126ms。

QRS 波群：无异常 Q 波，胸导联 R/S 顺序增加，时限 88ms。

ST 段：以 R 波为主的导联 ST 段呈上斜型，无异常抬高及下移。

T 波：以 R 波为主的导联 T 波直立，双支前缓后陡，振幅不低于同导联 R 波的 1/10。

QT 间期：393ms。

重点特征提炼

在 II 导联 P 波直立，aVR 导联 P 波倒置，P–P 间期差异 >0.12s。

68

心电图诊断

窦性心律不齐，大致正常心电图。

知识点

窦性心律的起源未变，但节律不整，同一导联上，P-P间期差异>0.12s称窦性心律不齐。窦性心律不齐分为呼吸性窦性心律不齐和非呼吸性窦性心律不齐，前者与呼吸有关，呼气时减慢，吸气时加快，屏气时心律转为规律；后者心律不齐与呼吸周期无关。

临床意义

多见于健康小儿，其中3岁以后儿童多见，婴幼儿少见，常在心率慢或睡眠中出现，而当心率增快时或运动、清醒时心律可变整齐。药物如洋地黄、吗啡、β受体阻滞剂可致心律不齐。也可见于有器质性心脏病的患儿。小儿症状较成人为轻，常缺乏主诉，个别年长儿可叙述心悸、胸闷、不适。常于听诊或心电图检查时发现，窦性心律不齐可与呼吸的周期有关，吸气时加快，呼气时减慢。窦性心律不齐不需要针对性治疗，存在原发病的，则对症治疗。

十八、窦性停搏

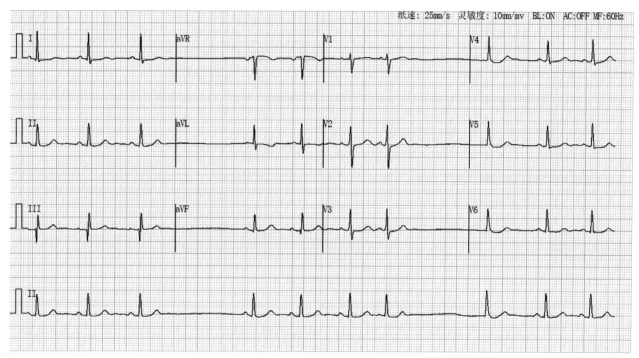

图18 窦性停搏

心电图特点

心律：在 Ⅱ 导联 P 波直立，aVR 导联 P 波倒置，提示 P 波在额面上除极向量从右上指向左下；P 波停止时呈一直线，长间期与窦性 P-P 间距无倍数关系；第二个长间期前提前出现一个 P′-QRS 波群，长间期后出现一形态与正常 QRS 波群几乎相同的搏动，其前后无 P 波。

心率：心房率与心室率一致，为 72 次/分。

节律：窦性心律部分 P-P 间期与 R-R 间期不匀齐，其中包含两个长间期。

电轴：QRS 波群电轴为 +40°。

转位：移行区在 V2 导联显示。

P 波：在大部分导联呈钝圆形，时限为 86ms，振幅在正常范围未超过 0.25mV。

P-R 间期：156ms。

QRS 波群：QRS 波群无异常 Q 波，胸导联 R/S 顺序增加。

ST 段：V4~V6 导联 ST 段轻度水平型下移。

T 波：Ⅰ、V4~V6 导联 T 波直立，且振幅减低，aVL 导联 T 波倒置。

QTc：433ms。

重点提炼

窦性心律中突然出现一个长间期，长P-P间期与正常窦性P-P间期不成倍数关系；第二个长间期后出现一形态与正常QRS波群几乎相同的搏动。

心电图诊断

1.窦性心律

2.窦性停搏

3.房性早搏

4.交界性逸搏

5.逆钟向转位

6.轻度ST-T改变

知识点

患者由于某种原因导致窦房结在一段时间内停止发出冲动，使心房或整个心脏暂停活动。此时低位起搏点常"保护性的"发出激动，表现出逸搏或逸搏心律。逸搏的心电图QRS波群形态与正常QRS波群相似的为交界性逸搏，QRS波群形态宽大畸形、时限大于120ms的为室性逸搏。

临床意义

窦性停搏多见于各种病因所致的窦房结功能低下，也见于迷走神经张力过高、颈动脉窦过敏、急性心肌炎、高血钾以及药物（洋地黄、奎尼丁）作用。如果窦性停搏过久，又无其他起搏点代替窦房结发出激动，心脏较长时间停止排血，则可引起晕厥、阿-斯综合征甚至死亡。

十九、窦房阻滞

纸速：25mm/s 灵敏度：10mm/mv BL:ON AC:ON MF:60Hz

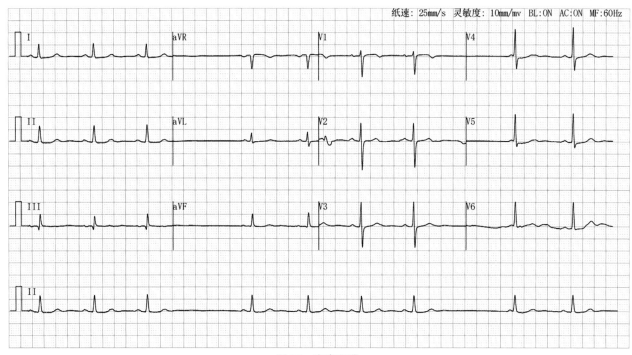

图19 窦房阻滞

心电图特征

心律：在Ⅱ导联P波直立，aVR导联P波倒置，提示P波在额面上除极向量从右上指向左下。第3、7个P波之后可见长P-P间期，是正常P-P间期的2倍。第8个P波后P-R间期80ms<120ms。

心率：心室率有变异，平均心室率为58次/分。

节律：P-P间期与R-R间期不匀齐，中间有P波与QRS波群脱节现象，长P-P间期是正常P-P间期的2倍。

电轴：QRS波群电轴46°。

转位：移行区在V3导联。

P波：在大部分导联呈钝圆形，时限110ms，振幅未超过0.25mV。

P-R间期：P-R间期164ms。

QRS波群：无异常Q波，胸导联R/S顺序增加，时限84ms。

ST段：Ⅰ、Ⅱ、V4~V6导联ST段呈水平型下移≤0.05mV。

T波：以R波为主的导联T波直立，双支前缓后陡，振幅不低于同导联R波的1/10。

QTc：426ms。

重点特征提炼

中间有长P-P间期，长P-P间期是短P-P间期的2倍，第二个长P-P间期结束时窄QRS波群随即在P

波后出现，P–R间期80ms<120ms。

心电图诊断

1. 窦性心律
2. 二度Ⅱ型窦房阻滞
3. 交界性逸搏
4. ST段改变

知识点

窦房阻滞是窦性激动在传入心房时在窦房连接区发生的间歇阻滞，如单个窦性激动不能传入心房，在规则的P–P间期中突然出现一个无P-QRS-T的长间歇。长P–P间期是短P–P间期2倍，呈倍数关系是二度Ⅱ型窦房阻滞的特征。

临床意义

窦房阻滞是一种少见的传导阻滞，可见于功能性或器质性的心脏异常。暂时性的窦房阻滞可见于迷走神经张力增高，一般预后良好；持续性的窦房阻滞多见于器质性心脏病，如冠心病、高血压、心肌炎、心肌病及窦房结功能衰竭患者，还可见于电解质紊乱及药物损伤如高血钾、洋地黄中毒等。频繁发作如有长时间心室停搏可引起晕厥、阿–斯综合征甚至猝死。

二十、二度 I 型房室阻滞

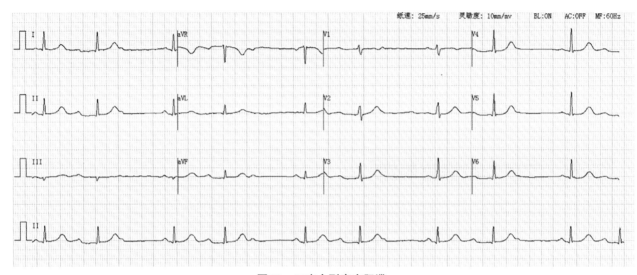

图20 二度Ⅰ型房室阻滞

心电图特征

心律：有规律的P波出现，在Ⅱ导联P波直立，aVR导联P波倒置，提示P波在额面上除极向量从右上指向左下。

心率：心房率快于心室率，心房率为84次/分，平均心室率为52次/分。

节律：P-P间期匀齐，R-R间期不匀齐，可见P-R间期逐渐延长，直至脱落，周而复始。

电轴：QRS波群电轴为+21°。

转位：移行区在V1、V2导联之间。

P波：在大部分导联呈钝圆形，时限96ms。

P-R间期：$P-R_1$间期170ms，$P-R_2$间期360ms。

QRS波群：无异常Q波，胸导联R/S顺序增加，时限74ms。

ST段：以R波为主的导联ST段呈上斜型，无异常抬高及下移。

T波：以R波为主的导联T波直立，双支前缓后陡，振幅不低于同导联R波的1/10。

QTc：405ms。

重点特征提炼

P波规律出现，P-R间期逐渐延长（$P-R_2>P-R_1$），直到P波下传受阻，脱漏1个QRS波群，漏搏后P-R间期恢复至最短，之后又逐渐延长，周而复始的出现。

心电图诊断

1.窦性心律

2.二度Ⅰ型房室阻滞

3.逆钟向转位

知识点

二度房室阻滞是电激动自心房传至心室过程中有部分传导中断，即有心室脱漏现象，可同时伴有房室传导延迟，分为二度Ⅰ型和二度Ⅱ型。二度Ⅰ型的房室阻滞，心电图表现为P-R间期依次进行性延长，直至一个P波被阻断，出现一次心室漏搏（QRS波群脱落），这称为一个文氏周期。

临床意义

二度Ⅰ型的房室阻滞病变常位于房室结或希氏束的近端，预后较好。正常人见于迷走神经张力增高的时候，如夜间熟睡期间；病理性见于器质性心脏病患者，如急性心肌梗死、病毒性心肌炎。

二十一、三度房室阻滞

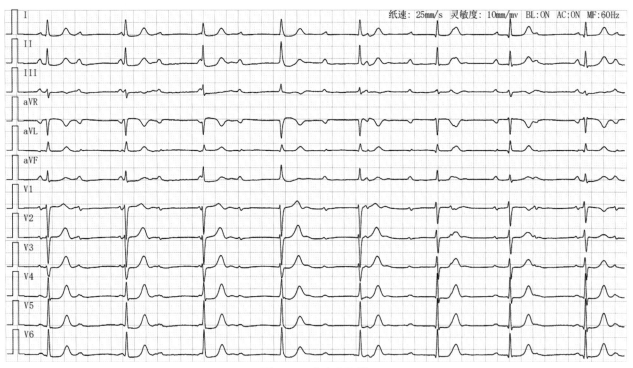

纸速：25mm/s 灵敏度：10mm/mv BL:ON AC:ON MF:60Hz

图21 三度房室阻滞

心电图特征

心律：Ⅱ导联P波直立，aVR导联P波倒置，提示P波在额面上除极向量从右上指向左下；QRS波群与P波无关系，且时限小于120ms。

心率：心房率和心室率不同，心房率快于心室率，心房率为76次/分，心室率为45次/分。

节律：P波与QRS波群各自规律出现。

电轴：QRS波群电轴为+28°。

转位：移行区在V3导联显示。

P波：在大部分导联呈钝圆形，时限为92ms，振幅未超过0.25mV。

P–R间期：由于P波与R波各自规律出现，P–R间期不固定。

QRS波群：无异常Q波，胸导联R/S顺序增加，时限82ms。

ST段：Ⅰ、Ⅱ、V4~V6导联ST段水平型下移>0.05mV。

T波：以R波为主的导联T波直立，双支前缓后陡，振幅不低于同导联R波的1/10。

QTc：412ms。

重点特征提炼

完全性房室分离，P波与QRS波群各自匀齐，P–R间期不固定，且心房率快于心室率。

心电图诊断

1.窦性心律

2.交界性逸搏心律

3.三度房室阻滞

4. ST 段改变

知识点

完全性房室分离，P波与QRS波群各自匀齐，P-R间期不固定，且心房率快于心室率，为三度房室阻滞的特点。

临床意义

三度房室阻滞可呈暂时性或永久性。暂时性的三度房室阻滞多由一些急性病变或因素引起，如急性下壁心肌梗死、急性心肌炎、药物过量等，阻滞部位多在房室交界区，在病因清除后，多可改善或消失；持久性的三度房室阻滞多见于冠心病、原发性传导束退化症、扩张性心肌病等慢性病，阻滞部位大多在希–普系统内，预后不佳。三度房室阻滞如伴有过缓的逸搏心律提示低位起搏点功能低下，有发展至心室停搏的可能。

二十二、房性早搏

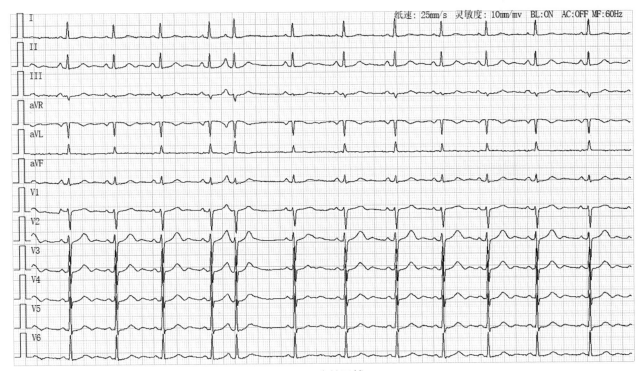

图22　房性早搏

心电图特征

心律：P波在Ⅱ导联直立，aVR导联倒置，提示P波在额面上除极向量从右上指向左下；第5个心搏可见提早出现的P′波。

心率：心房率与心室率一致，平均为74次/分。

节律：P–P间期不匀齐，第5个心搏提早出现。

电轴：QRS波群电轴为+23°。

转位：移行区在V3导联。

P波：P波在大部分导联呈钝圆形，时限90ms；P′波与P波形态不同。

P–R间期：P–R间期140ms，P′–R间期>120ms。

QRS波群：P波和P′波所下传的QRS波群形态相同，均无异常Q波，胸导联R/S顺序增加，时限76ms。

ST段：以R波为主的导联ST段呈上斜型，无异常抬高及下移。

T波：以R波为主的导联T波直立，双支前缓后陡，振幅不低于同导联R波的1/10。

QTc：439ms。

重点特征提炼

提前出现的P′波，P′–R间期>120ms，QRS波群形态与正常QRS形态相似，有不完全代偿间歇（即期前收缩前后两个窦性P波的间距小于正常P–P间距的两倍），提示为房性早搏。

心电图诊断

　　1.窦性心律

　　2.房性早搏

知识点

　　房性早搏根据所产生早搏的位置不同，P′波的形态也各自不同。下传心室途径均同于窦性P波下传至心室的过程，P′–R间期大于120ms，所除极的心室波形也同于窦性P波所除极的波形。

临床意义

　　房性早搏，是在心房内存在一个或多个异位兴奋点。偶发的房性早搏可见于正常人，频发的、成对的以及多源性的房性早搏多见于器质性心脏病患者。

二十三、房性早搏未下传

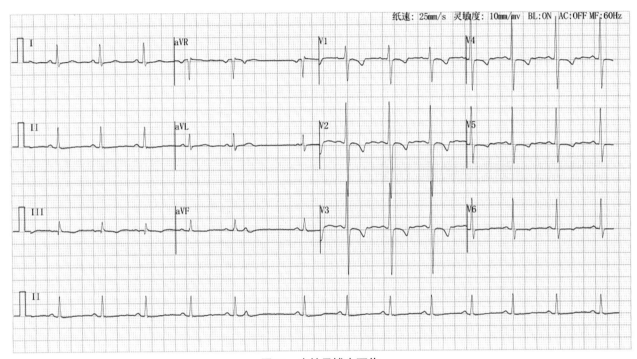

纸速：25mm/s　灵敏度：10mm/mv　BL:ON　AC:OFF MF:60Hz

图23　房性早搏未下传

心电图特征

心律：P波在Ⅱ导联直立，aVR导联倒置，提示P波在额面上除极向量从右上指向左下；在第五个心搏后可见提早出现的P′波在Ⅱ导联直立，aVR导联倒置，提示P′波的心电除极向量指向左下。

心率：心房率与心室率不一致。

节律：P–P间期与R–R间期节律不匀齐。

电轴：QRS波群电轴为+40°。

转位：移行区在V3导联。

P波：P波在大部分导联呈钝圆形，时限82ms；P′波较P波振幅增高，形态呈高尖型。

P–R间期：128ms，无P′–R间期。

QRS波群：P波所下传的QRS波群形态无异常Q波，胸导联R/S顺序增加，时限98ms；P′波后无下传的QRS波群。

ST段：Ⅱ、Ⅲ、aVF，V1~V6导联呈水平型或下斜型压低，≤0.05mV。

T波：Ⅱ导联T波低平，Ⅲ、aVF、V1~V6导联T波倒置。

QTc：454ms。

重点特征提炼

房性P'波提前出现，未下传激动心室形成QRS波群，代偿间歇不完全，提示房性早搏未下传。

心电图诊断

1. 窦性心律

2. 房性早搏未下传

3. ST–T改变

知识点

房性早搏的P'波提前发生，与窦性P波形态不同。发生在舒张早期时，适逢房室结尚未脱离前次搏动的不应期，可产生传导中断，称为房性早搏未下传。P'波可重叠于前面的T波之上，容易忽略，要与窦性停搏或窦房阻滞相鉴别。

临床意义

房性早搏未下传是房性早搏的一种表现形式，偶然发生的均无需特殊治疗。当有明显症状或频繁出现长R–R间期时，应及时就诊。

二十四、房性早搏伴室内差异性传导——类左束支阻滞型

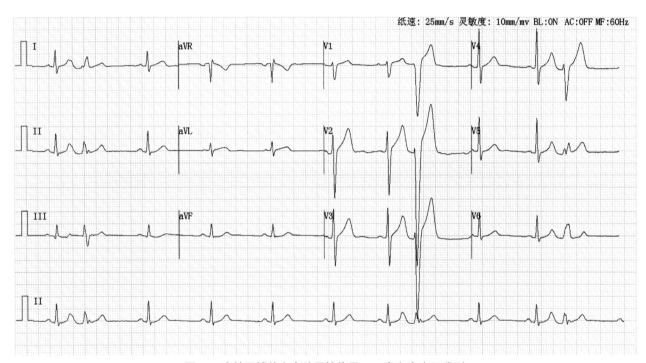

纸速：25mm/s 灵敏度：10mm/mv BL:ON AC:OFF MF:60Hz

图24 房性早搏伴室内差异性传导——类左束支阻滞型

心电图特征

　　心律：在Ⅱ导联P波直立，aVR导联P波倒置，提示P波的心电除极向量指向左下。

　　心率：心房率与心室率一致，平均为53次/分。

　　节律：P–P间期与R–R间期不匀齐，有提早出现的P′–QRS–T波群，可见第1、7、10个T波较其他T波高尖，说明有隐藏的P′波，其后有下传宽大畸形的QRS–T波群，宽QRS波群在V1导联主波向下，在Ⅰ、Ⅱ、V5、V6导联主波向上，代偿间歇不完全。

　　电轴：QRS波群电轴为47°。

　　转位：移行区在V3导联。

　　P波：窦性P波呈半圆形，时限96ms，振幅未超过0.25mV。

　　P–R间期：152ms。

　　QRS波群：无异常Q波，胸导联R/S顺序增加，时限102ms，$R_{V5}+S_{V1}=2.01$mV。

　　ST段：以R波为主的导联ST段呈上斜型，无异常抬高及下移。

　　T波：以R波为主的导联T波直立，双支前缓后陡，振幅不低于同导联R波的1/10。

　　QTc：364ms。

重点特征提炼

平均心率为53次/分，有提早出现的P′-QRS-T波群，P′波隐藏在前一个T波中，其后有下传宽大畸形的QRS-T波群，宽QRS波群在V1导联主波向下，在Ⅰ、Ⅱ、V5、V6导联主波向上，代偿间歇不完全。

心电图诊断

1.窦性心动过缓

2.频发房性早搏伴室内差异性传导（类左束支阻滞型）

知识点

房性期前收缩的联律间期短于束支相对不应期，双侧束支及其分支之间传导时间发生差异，这种传导时间差越大，差异传导的QRS波群时限越宽。由于右束支不应期时间长，心电图容易出现类似右束支阻滞图形，少部分房性早搏可见类似左束支阻滞图形。

临床意义

室内差异性传导是房性早搏心室内传导的一种情况，可见于正常健康人和无心脏病患者。频发的、成对出现的、多形性或多源性、二联律或三联律、运动后出现的房性早搏应进行相关检查，以明确有无器质性心脏病。

二十五、房性早搏伴室内差异性传导——类右束支阻滞型

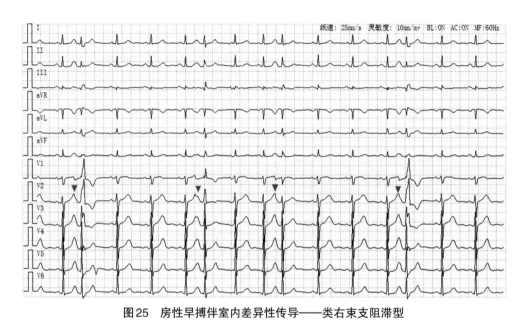

图25 房性早搏伴室内差异性传导——类右束支阻滞型

（注：箭头所指处的T波较前后的T波高尖或增宽有切迹，提示T波中隐藏了提前出现的P'波）

心电图特征

心律：P波在Ⅱ导联直立，aVR导联倒置，提示P波在额面上除极向量从右上指向左下；第2、6、9、

13个心搏为提早出现的房性早搏。

心率：心房率与心室率一致，平均为96次/分。

节律：P–P间期不匀齐。

电轴：QRS波群电轴为+33°。

转位：移行区在V3、V4导联之间。

P波：P波在大部分导联呈钝圆形，时限88ms；P'波与P波形态不同，部分与前次搏动的T波相融合。

P–R间期：P–R间期138ms，P'–R间期>120ms。

QRS波群：形态不同，窦房结和部分P'波下传的QRS波群形态一致，无异常Q波，胸导联R/S顺序增加，时限84ms；部分P'波下传QRS'波群增宽变形，V1导联呈rsR'型，Ⅰ、V5、V6导联呈RS型，为类右束支阻滞图形。

ST段：以R波为主的导联ST段呈上斜型，无异常抬高及下移。

T波：以R波为主的导联T波直立，双支前缓后陡，振幅不低于同导联R波的1/10。

QTc：470ms。

重点特征提炼

可见提前出现的P'波，P'–R间期>120ms，有不完全的代偿间歇。P'波本图中出现4次，为频发出现。

部分P'波下传QRS'波群增宽变形，第2、13个心搏QRS波群变形明显，V1导联呈rsR'型，Ⅰ、V5、V6导联呈RS型，为类右束支阻滞图形。

心电图诊断

1.窦性心律

2.频发房性早搏，部分伴室内差异性传导（类右束支阻滞型）

知识点

房性早搏伴室内差异性传导，是房性早搏中的一种特殊心电现象。当房性早搏发生的时间过早时，可见到宽大畸形的QRS波群，余特征均为房性早搏特征。

临床意义

房性早搏伴室内差异性传导主要是由于左右心室除极不同步所导致的，可呈现为类右束支或者类左束支阻滞的图形，以类右束支阻滞图形多见。主要机制是由于房性激动较早通过房室结到达心室，恰逢心室中某一侧束支正处于前一次心搏的相对不应期，因而使激动在心室内的传导途径顺序发生变化，产生左右心室不同步的现象。这种情况仅为心电图上的表现，患者的症状和普通房性早搏是一样的，治疗上也无区别。

二十六、室性早搏——单发

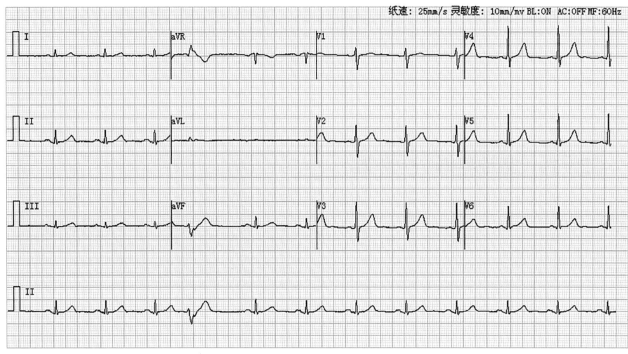

图26　室性早搏——单发

心电图特征

心律：在Ⅱ导联P波直立，aVR导联P波倒置，提示P波心电除极向量指向左下。

心率：心房率与心室率一致，为70次/分。

节律：P-P间期匀齐，第4个QRS波群宽大畸形，提前出现，其前无相关P波。

电轴：QRS波群电轴为+46°。

转位：移行区在V2导联。

P波：大部分导联P波呈钝圆形，时限98ms，振幅未超过0.25mV。

P-R间期：152ms。

QRS波群：无异常Q波，胸导联R/S顺序增加，时限为88ms，其中出现一个宽大畸形的QRS波群，其形态与其他不同，时限大于120ms。

ST段：以R波为主的导联ST段呈上斜型，无异常抬高及下移。

T波：以R波为主的导联T波直立，双支前缓后陡，振幅不低于同导联R波的1/10。

QTc：416ms。

重点特征提炼

提前出现宽大畸形的QRS波群，时限大于120ms，后伴有继发的ST-T改变，其前无相关P波，代偿间歇完全。

心电图诊断

1.窦性心律

2.室性早搏

知识点

室性早搏QRS波群的特征主要表现为形态畸形和时限增宽，这是由于起源于心室一侧的激动先使该侧心室发生除极，随后激动经室间隔传至心室另一侧，使之稍后除极。如此，左右心室除极变得不同步，除极顺序发生改变和除极时间延长，引起QRS波群形态发生改变和时限增宽。

临床意义

偶发的室性早搏，一般无重要临床意义，健康人24小时动态心电图检测，约有70%的人可发生室性早搏，并在饮酒、情绪激动或过度劳累后易出现。频发或成对或多源及多形性室性早搏多发生于器质性心脏病患者。病理性室性早搏中，冠心病、心肌梗死、心肌炎、心肌病、高血压性心脏病、任何类型心脏病并发充血性心力衰竭、电解质紊乱及药物中毒是其常见病因。

二十七、间位性室性早搏

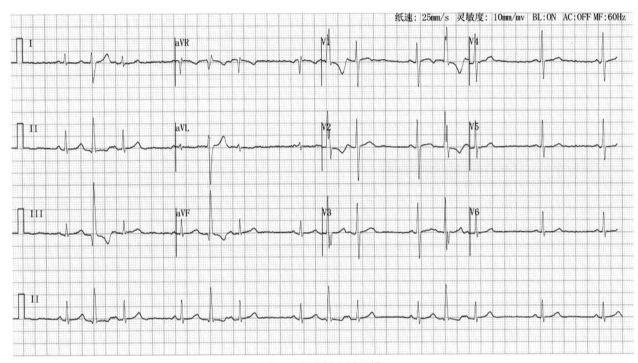

图27　间位性室性早搏

心电图特征

心律：P波在Ⅱ导联直立，aVR导联倒置，提示P波在额面上除极向量从右上指向左下。

心率：心房率为62次/分，心室率为84次/分。

节律：P-P间期节律匀齐，R-R间期节律不匀齐。

电轴：QRS波群电轴为+60°。

转位：移行区在V3导联。

P波：P波在大部分导联呈钝圆形，时限74ms；部分P波融合在间位性室性早搏的T波中。

P-R间期：122ms。

QRS波群：P波所下传的QRS波群形态无异常Q波，胸导联R/S顺序增加，时限88ms；第2、5、8、11个QRS波群宽大畸形，在V1导联呈Rs型。

ST段：以R波为主的导联ST段呈上斜型，无异常抬高及下移。

T波：以R波为主的导联T波直立，双支前缓后陡，振幅不低于同导联R波的1/10。

QTc：465ms。

重点特征提炼

R-R间期节律不匀齐，在两次窦性心搏之间存在插入的宽大畸形的QRS波群，无代偿间歇，其前无相关 P 波，在 V1 导联呈 Rs 型。

心电图诊断

1. 窦性心律
2. 间位性室性早搏

知识点

室性早搏是指希氏束分叉以下部位提前发生的使心肌除极的心搏。间位性室性早搏是一种特殊类型的室性早搏，主要表现为在心电图上两个窦性心搏之间插入的室性早搏，这种室性早搏通常没有代偿间歇，而一般室性早搏是有完全代偿间歇的。

临床意义

间位性室性早搏可见于正常人，偶发性的间位性室性早搏大多是功能性原因导致，也与劳累、熬夜、饮浓茶、喝咖啡有关。另外冠心病、心肌炎等心脏病、洋地黄药物中毒、低钾血症、低镁血症等疾病也可导致间位性室性早搏的出现。若间位性室性早搏无症状，可不采取治疗，改善不良生活习惯，如戒烟、少喝浓茶、咖啡等，避免劳累；若出现不适症状时，建议及时就医，明确诊断后对症治疗。

二十八、室性早搏——源于左心室

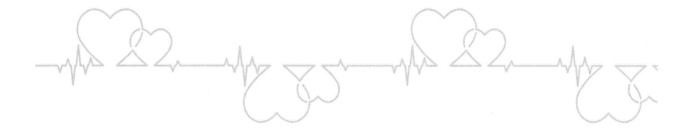

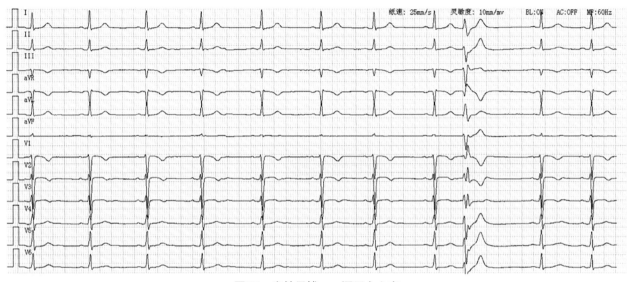

图28　室性早搏——源于左心室

心电图特征

心律：P波在Ⅱ导联直立，aVR导联倒置，提示P波在额面上除极向量从右上指向左下；第9个心搏为提早出现的QRS波群。

心率：心房率与心室率平均为62次/分。

节律：R-R间期不匀齐。

电轴：QRS波群电轴为+5°。

转位：移行区在V4导联。

P波：P波在大部分导联呈钝圆形，时限90ms。

P-R间期：148ms。

QRS波群：形态不同，窦性P波所传的QRS波群无异常Q波，胸导联R/S顺序增加，时限88ms；第9个心搏为提前出现的宽大畸形的QRS波群，形态类似右束支阻滞图形，时限>120ms。

ST段：以R波为主的导联ST段呈上斜型，无异常抬高及下移。

T波：以R波为主的导联T波直立，双支前缓后陡，振幅不低于同导联R波的1/10。

QTc：388ms。

重点特征提炼

提前出现宽大畸形的QRS-T波群，其前无相关P波，完全性代偿间歇。其QRS波群形态类似于完全性右束支阻滞图形，提示除极向量从左指向右。

心电图诊断

1.窦性心律

2.室性早搏（来源于左心室）

知识点

室性早搏可根据QRS波群形态不同判断早搏来源的部位，如Ⅱ、Ⅲ、aVF导联QRS波群的极性为负向，提示早搏起源于心尖部，正向则起源于心底部；室早形态类似于右束支阻滞图形，提示起源部位由左至右；由此判断此图室早来源于左心室。

临床意义

起源于左心室的早搏，较右心室早搏少见，且大多为器质性心脏病，仅少数见于正常人。所以起源于左心室早搏有重要的临床病理意义。

二十九、室性早搏——源于右心室

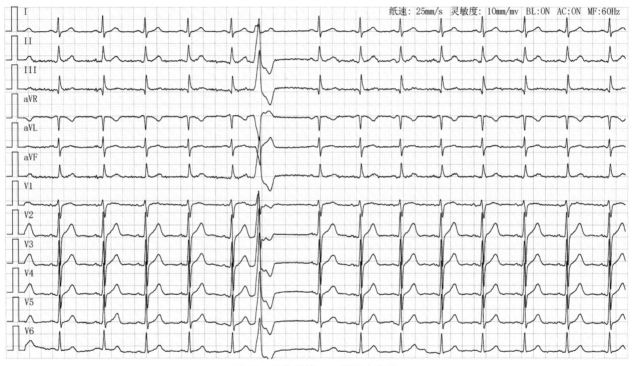

纸速: 25mm/s 灵敏度: 10mm/mv BL:ON AC:ON MF:60Hz

图29　室性早搏——源于右心室

心电图特征

心律：P波在Ⅱ导联直立，aVR导联倒置，提示P波在额面上除极向量从右上指向左下；第6个心搏为提早出现的QRS波群。

心率：心房率与心室率一致，平均为85次/分。

节律：P–P间期节律匀齐，R–R间期节律不匀齐。

电轴：QRS波群电轴为+60°。

转位：移行区在V3导联。

P波：P波在大部分导联呈钝圆形，时限88ms；部分P波融合在室性早搏的QRS波群中。

P–R间期：136ms。

QRS波群：P波所下传的QRS波群形态无异常Q波，胸导联R/S顺序增加，时限88ms；提前发生的QRS波群，时限超过0.12s、宽大畸形，ST段与T波的方向与QRS波群主波方向相反。室性早搏胸导联类似左束支阻滞图形，Ⅱ、Ⅲ、aVF导联高大R波，V5、V6呈R型，提示右室流出道型室性早搏。

ST段：以R波为主的导联ST段呈上斜型，无异常抬高及下移。

T波：以R波为主的导联T波直立，双支前缓后陡，振幅不低于同导联R波的1/10。

QTc：409ms。

重点特征提炼

室性早搏胸导联类似左束支阻滞图形，Ⅱ、Ⅲ、aVF导联高大R波，V5、V6呈R型，提示右室流出道型室性早搏。

心电图诊断

1.窦性心律

2.室性早搏（来源于右心室）

知识点

右室流出道型室性早搏心电图表现

1.室性早搏类似左束支阻滞图形

2.额面室性早搏电轴正常或右偏

3.Ⅱ、Ⅲ、aVF导联高大R波，V5、V6导联呈R型

4.室性早搏的时间≥120ms

临床意义

室性早搏是临床上最常见的心律失常之一，在人群中的发生率很高。室性早搏多见于各种器质性心脏病的患者，比如冠心病、急性心肌缺血、陈旧性心肌梗死、心脏瓣膜病，或者心室扩张或肥厚、心肌炎、心肌病、高血压性心室肥厚等，以及各种原因引起的心力衰竭。心脏结构和功能正常的患者也常发生室性早搏，紧张、焦虑、疲劳、饮酒是常见的诱因。有些药物例如三环类抗抑郁药以及某些抗生素，也可以引起室性早搏。电解质紊乱，如低钾血症、低镁血症，也可引起室性早搏。

三十、交界性早搏

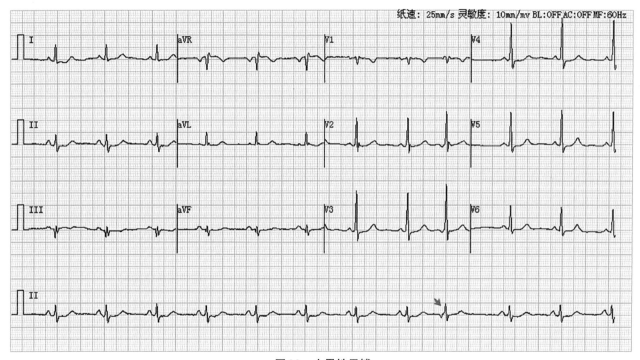

纸速：25mm/s 灵敏度：10mm/mv BL:OFF AC:OFF MF:60Hz

图30 交界性早搏

心电图特征

心律：在Ⅱ导联中大部分P波直立，aVR导联P波倒置，第9个P'波倒置。

心率：心房率与心室率一致，平均为69次/分。

节律：P–P间期不匀齐，第9个心搏提前出现一个逆行的P'波。

电轴：QRS波群电轴为+3°。

转位：移行区在V1~V2导联之间。

P波：Ⅱ导联P波呈直立钝圆形，时限78ms，振幅未超过0.25mV，第9个心搏可见倒置的P'波。

P–R间期：P–R间期为126ms，P'–R间期<0.12s。

QRS波群：无异常Q波，胸导联R/S顺序增加，时限为92ms。

ST段：Ⅰ、Ⅱ、V4~V6导联ST段下移达0.05mV。

T波：以R波为主的导联T波直立，双支前缓后陡，振幅不低于同导联R波的1/10。

QTc：420ms。

重点特征提炼

第9个心搏提前出现一个逆行的P'波，其后QRS波群形态与窦性心搏下传的QRS波群相似，P'–R间期<120ms；移行区在V1~V2导联之间；Ⅰ、Ⅱ、V4~V6导联ST段下移达0.05mV。

心电图诊断

1.窦性心律，偶发交界性早搏

2.逆钟向转位

3.轻度ST改变

知识点

交界性早搏是一种常见的心律失常，是指提前出现的起源于交界区的异位激动。当激动逆传心房可见倒置的P'波，其激动下传心室时，与窦性激动的下传途径相同或相近，因此QRS波群形态与窦性下传波群形态相似。P'波可出现在QRS波群之中、之后，也可在其前（P'–R间期<120ms），常有完全性代偿间歇。

临床意义

偶发的交界性早搏多见于正常人，频发、连发的交界性早搏多发生于器质性心脏病患者，如心肌病、心肌炎、冠心病、风湿性心脏瓣膜病等。

三十一、房性逸搏

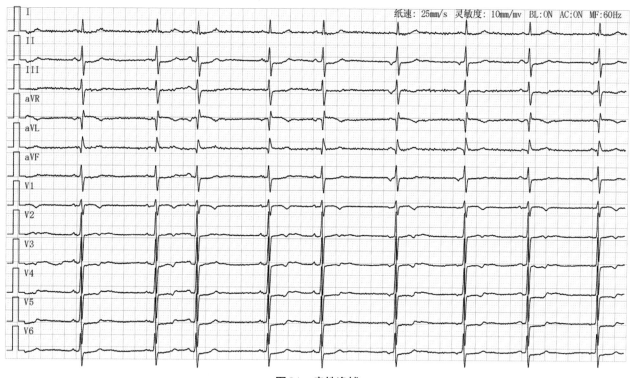

纸速：25mm/s 灵敏度：10mm/mv BL:ON AC:ON MF:60Hz

图31 房性逸搏

心电图特征

心律：在Ⅱ导联P波直立，aVR导联P波倒置，提示P波在额面上除极向量从右上指向左下；第3、5个心搏为提前出现的P'波，P'–R间期>0.12s；第6、7、9个心搏为滞后出现的倒置P'波，P'–R间期>0.12s。

心率：P–QRS–T波群不匀齐，平均心室率为62次/分。

节律：P–P间期不匀齐。第3、5个心搏为提前出现的P'波；第6、7、9个心搏为滞后出现的倒置P'波。

电轴：QRS波群电轴为0°。

转位：移行区在V2导联。

P波：P波形态、方向在同一导联不同。

P–R间期：160ms。

QRS波群：无异常Q波，无宽大畸形，QRS波群时限82ms，胸导联R/S顺序增加，振幅无增高或减低。

ST段：Ⅰ、Ⅱ、Ⅲ、aVF，V3~V6导联近似水平型下移0.1mV。

T波：V3~V5导联T波负正双向，V6导联T波直立，振幅减低。

QTc：392ms。

重点特征提炼

第3、5个心搏为提前出现的P'波，P'–R间期>0.12s，提示房性早搏；第6、7、9个心搏为滞后出现的倒置 P′波，P′-R 间期 >0.12s，提示房性逸搏。

心电图诊断

1. 窦性心律
2. 房性早搏
3. 房性逸搏
4. ST-T 改变

知识点

逸搏按起源部位不同分为房性、交界性、室性三类。其中以交界性多见，室性次之，房性最少见。逸搏波形特点与相同部位起源的早搏相似，二者不同的是早搏为提前发生，属于主动节律，逸搏是在长间歇后出现，属于被动节律。房性逸搏起源于房性异位起搏点，其产生的 P′波之形态与窦性 P 波不同，P′-R 间期 >0.12s。

临床意义

逸搏是心脏免除完全停搏的保护机制。逸搏是一种继发的现象，而不是原发的心律失常，因此各种逸搏及逸搏心律的临床意义取决于原发病因。短暂的发作大多无重要意义，持久的逸搏心律则是病理现象。可见于窦房结功能衰竭、迷走神经张力增高，完全性房室阻滞等。

三十二、交界性逸搏

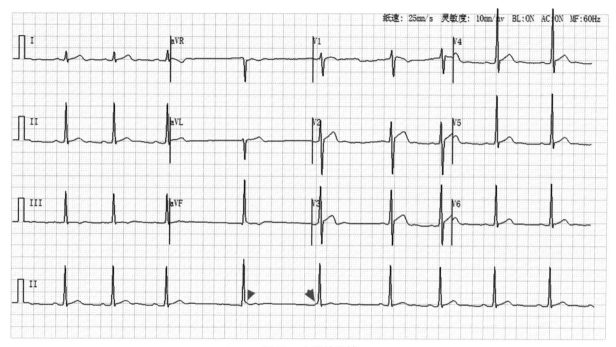

图32 交界性逸搏

（注：第一个箭头所指处，QRS波与前后比较显示s波消失，终末部分顿挫，提示P波的后支，
第2个箭头所指处，QRS波起始部顿挫，提示P波前支）

心电图特征

心律：P波在Ⅱ导联直立，aVR导联倒置，提示P波在额面上除极向量从右上指向左下；第4、5个心搏为滞后出现的QRS波群，与窦性激动下传的QRS波群形态相似，其前可见被掩盖的P波前支。

心率：平均心室率为53次/分。

节律：P-P间期、R-R间期不匀齐。

电轴：QRS波群电轴为+76°。

转位：移行区在V3导联。

P波：P波在大部分导联呈钝圆形的，时限92ms。

P-R间期：178ms。

QRS波群：同一导联前后形态相同，无异常Q波，胸导联R/S顺序增加，时限102ms。

ST段：以R波为主的导联ST段呈上斜型，无异常抬高及下移。

T波：以R波为主的导联T波直立，双支前缓后陡，振幅不低于同导联R波的1/10。

QTc：360ms。

重点特征提炼

平均心率为53次/分；第4、5个心搏为滞后出现的QRS波群，与窦性激动下传的QRS波群形态相似，其前可见P波前支。

心电图诊断

1.窦性心动过缓伴不齐

2.交界性逸搏

知识点

交界性逸搏，是由于窦房结或高位节律点不能正常发放激动（包括发出激动的频率减慢或停搏）时，或因传导障碍不能下传时，或其他原因造成长间歇时房室交界区作为心脏的次级起搏点，从正常的频率抑制效应中解脱出来，以其固有的周期被动的发出一个或一连串冲动，激动心房或心室，这实际上是一种心脏的自我保护机制。逸搏波形特点与相同部位起源的早搏相似，不同的是：早搏是心脏的搏动提前出现，而逸搏是心脏的搏动在长间歇后出现。

临床意义

交界性逸搏是一种心脏生理保护机制。其临床意义取决于引发逸搏的基础心脏疾病。通常认为短暂的交界性逸搏心律无明显临床意义，持久的交界性逸搏心律常提示有心肌损害。发生于三度房室阻滞或窦性停搏、窦房阻滞者，提示基础心脏病严重，同时提示预后较差。偶发于窦性心动过缓者预后较好。

三十三、室性逸搏

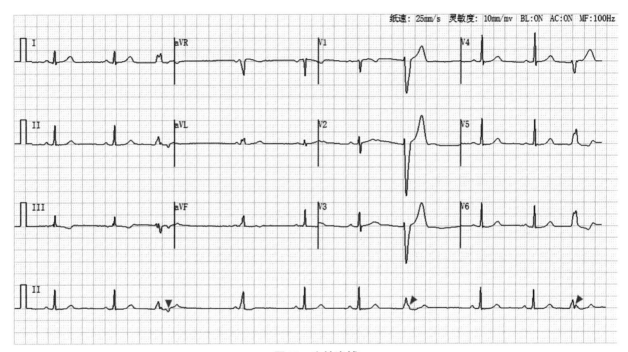

图33　室性逸搏

（注：第一个箭头所指处，QRS波后出现负向波，提示室房逆传，第2、3个箭头所指处，
QRS波终末部顿挫或切迹，与前后P波距离符合P–P间期，提示为窦性P波）

心电图特征

心律：P波在Ⅱ导联直立，aVR导联倒置，提示P波在额面上除极向量从右上指向左下。图中第4个QRS波群在长R–R间期（室早的代偿间期）后出现，形态与窦性QRS波群不同，在其前可见无关的窦性P波（P–R间期明显小于其他窦性心律的P–R间期）。

心率：平均的心房率与心室率为63次/分。

节律：P–P间期节律不匀齐，第三个P波为室房逆传所致，随后有节律重整，R–R间期节律不匀齐，第3、7、10个QRS波群提前出现。

电轴：QRS波群电轴为+60°。

转位：移行区在V3导联。

P波：P波在大部分导联呈钝圆形，时限96ms；第7、10个P波隐藏在室性早搏的QRS波群中。

P–R间期：正常窦性心搏P–R间期为164ms；室性早搏为R–P'间期200ms；第一个室性早搏室房逆传，R–P'间期200ms第二、三个室性早搏其后可见隐藏的窦性P波室性逸搏P–R间期80ms。

QRS波群：P波所下传的QRS波群形态无异常Q波，胸导联R/S顺序增加，时限70ms；第3、7、10个QRS波群为提前出现宽大畸形的QRS波群，时限180ms；第4个QRS波群是在较长间期之后出现的较宽的QRS波群，时限120ms。

ST段：以R波为主的导联呈上斜型，无平直延长，无压低。

T波：以R波为主的导联直立，双支前缓后陡，振幅不低于同导联R波的1/10，室性早搏后的T波宽大高尖与主波方向相反。

QTc：366ms。

重点特征提炼

第3、7、10个QRS波群为提前出现宽大畸形的QRS波群，时限180ms；第4个QRS波群是在长R-R间期之后出现的较宽的QRS波群，时限120ms，形态与窦性QRS波群不同，P-R间期小于120ms，提示QRS波与其前窦性P波无关。

心电图诊断

1.窦性心律

2.频发室性早搏

3.偶发室性逸搏

知识点

室性逸搏的特征为宽大畸形的室性QRS-T在较长的间期后出现，其形态有时类似束支阻滞图形。有时与下传的室上性激动相遇形成室性融合波，其前无相关P波。

临床意义

当窦房结、心房及交界区均不能正常地发放激动，或因传导障碍而不能下传心室时，心室的起搏点被动地产生并释放冲动，形成室性逸搏或逸搏心律。可以说，室性逸搏或逸搏心律是心脏免除完全停搏的最后一道自身保护防线。如发生室性逸搏应积极寻找病因，防止病情进一步加重。

三十四、心电轴左偏

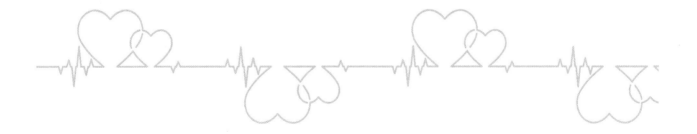

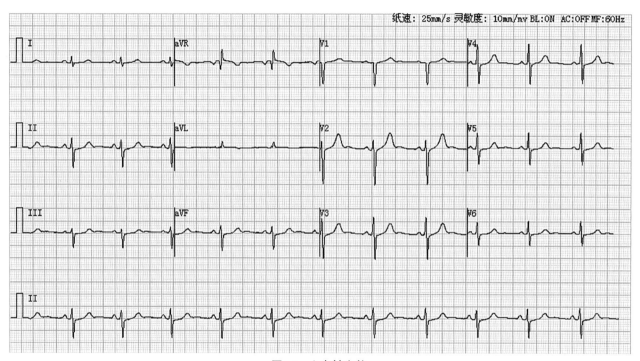

纸速: 25mm/s 灵敏度: 10mm/mv BL:ON AC:OFF MF:60Hz

图34 心电轴左偏

心电图特征

心律：在 II 导联中 P 波直立，aVR 导联 P 波倒置，提示 P 波在额面上除极向量从右上指向左下。

心率：心房率与心室率一致，为 70 次 / 分。

节律：P–P 间期与 R–R 间期匀齐。

电轴：QRS 波群电轴为 –77°。

转位：移行区在 V4 导联。

P 波：在大部分导联呈钝圆形，时限为 80ms，振幅未超过 0.25mV。

P–R 间期：130ms。

QRS 波群：无异常 Q 波，胸导联 R/S 顺序增加，时限为 92ms。

ST 段：以 R 波为主的导联 ST 段呈上斜型，无异常抬高及下移。

T 波：以 R 波为主的导联 T 波直立，双支前缓后陡，振幅不低于同导联 R 波的 1/10。

QTc：401ms。

重点特征提炼

QRS 波群心电轴为 –77°，在 –30° 以左。

心电图诊断

1.窦性心律

2.心电轴左偏

知识点

心电轴是心室除极过程中全部瞬间向量的综合。心电轴是空间性的，有上下、前后、左右三个维度，但心电学上通常是指它投影在人体额面上的方向。即额面QRS向量环上所有瞬间心电向量综合而成的总向量。同样方法可测得P环和T环的平均心电轴，但心电图上所说的心电轴如无特殊说明通常指QRS波群平均心电轴。

正常心电轴范围为 –30°~+90°；小于 –30° 为左偏；大于 +90° 为右偏。

临床意义

心电图上电轴左偏或右偏不一定是心脏疾病的表现，其意义需结合心电图其他表现及临床情况进行综合判断，心电轴左偏常见于左心室肥厚、左束支阻滞及左前分支阻滞、气胸、下壁心肌梗死等。

三十五、心电轴右偏

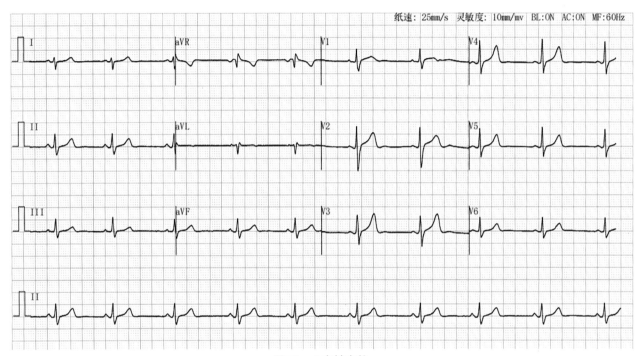

图35　心电轴右偏

心电图特征

心律：在Ⅱ导联P波直立，aVR导联P波倒置，提示P波在额面上除极向量从右上指向左下。

心率：心房率与心室率一致，为58次/分。

节律：P–P间期与R–R间期匀齐。

电轴：QRS波群电轴为+107°。

转位：移行区在V2导联。

P波：在大部分导联呈钝圆形，时限100ms，振幅未超过0.25mV。

P–R间期：128ms。

QRS波群：QRS波群时限102ms，在肢体导联Ⅰ、aVL导联呈rS型，aVR导联呈qr型。

ST段：以R波为主的导联ST段呈上斜型，无异常抬高及下移。

T波：以R波为主的导联T波直立，双支前缓后陡，振幅不低于同导联R波的1/10。

QTc：403ms。

重点特征提炼

QRS波群时限102ms，在肢体导联Ⅰ、aVL导联呈rS型，aVR导联呈qr型；QRS波群电轴为+107°。心房率与心室率一致，为58次/分。

心电图诊断

1.窦性心动过缓

2.心电轴右偏

知识点

QRS波群心电轴在90°~180°为电轴右偏。

临床意义

影响心电轴的因素有心脏在胸腔内的解剖位置，两侧心室的质量比例，心室内传导系统的功能，激动在室内传导状态以及年龄、体重等。电轴右偏常见于右心室肥厚、右束支阻滞、左后分支阻滞、侧壁心肌梗死、正常年轻人和儿童。心电图上心电轴左偏或右偏不一定是心脏疾病的表现，其意义需结合心电图其他表现及临床情况进行综合判断。

三十六、顺钟向转位

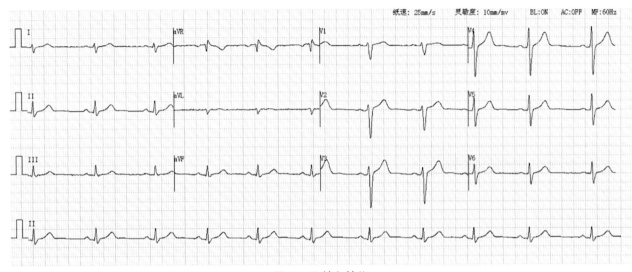

图36 顺钟向转位

心电图特征

　　心律：在Ⅱ导联P波直立，aVR导联P波倒置，提示P波在额面上除极向量从右上指向左下。

　　心率：心房率与心室率一致，为64次/分。

节律：P-P间期与R-R间期匀齐。

电轴：QRS波群电轴为+111°。

转位：移行区在V5导联。

P波：在大部分导联呈钝圆形，时限94ms。

P-R间期：158ms。

QRS波群：无异常Q波，胸导联R/S顺序增加，时限90ms。

ST段：以R波为主的导联ST段呈上斜型，无异常抬高及下移。

T波：以R波为主的导联T波直立，双支前缓后陡，振幅不低于同导联R波的1/10。

QTc：390ms。

重点特征提炼

移行区在V5导联，心电轴为+111°>+90°。

心电图诊断

1.窦性心律

2.心电轴右偏

3.顺钟向转位

知识点

顺钟向转位在心电图诊断中是一个描述心脏位置变化的专业术语。自心尖至心底中心的连线称为心脏的长轴，循着该长轴从心尖朝心底方向观察心脏可将心脏的转位分为顺钟向转位和逆钟向转位。R波与S波大致相等的导联为过渡区导联，若过渡区导联的图形出现在左胸导联（V5、V6），且R/S向右递减提示心脏沿长轴发生顺钟向转位，若过渡区图形出现在右胸导联（V1、V2），且R/S向左递增提示心脏沿长轴发生逆钟向转位。

临床意义

顺钟向转位有生理性原因，也有病理性原因。无任何病因情况下出现的顺钟向转位属于正常心电图范围，如瘦长体型的健康人；病理性可见于右心室肥厚、慢性肺源性心脏病、左前分支阻滞，$S_I S_{II} S_{III}$综合征等情况。

三十七、逆钟向转位

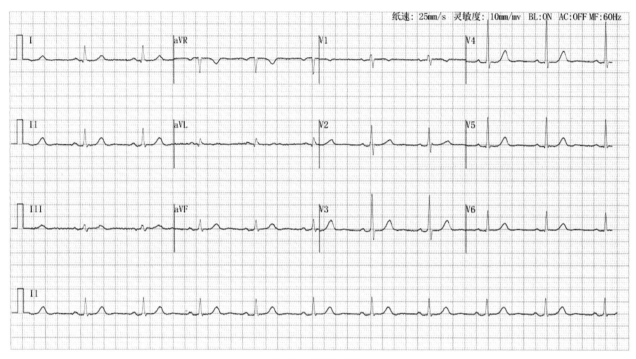

纸速：25mm/s 灵敏度：10mm/mv BL:ON AC:OFF MF:60Hz

图37　逆钟向转位

心电图特征

心律：在 II 导联 P 波直立，aVR 导联 P 波倒置，提示 P 波在额面上除极向量从右上指向左下。

心率：心房率与心室率一致，为 61 次 / 分。

节律：P–P 间期与 R–R 间期匀齐。

电轴：QRS 波群电轴为 +28°。

转位：移行区在 V1 导联。

P 波：在大部分导联呈钝圆形，时限 98ms。

P–R 间期：182ms。

QRS 波群：无异常 Q 波，胸导联 R/S 顺序增加，时限 80ms。

ST 段：以 R 波为主的导联 ST 段呈上斜型，无异常抬高及下移。

T 波：以 R 波为主的导联 T 波直立，双支前缓后陡，振幅不低于同导联 R 波的 1/10。

QTc：403ms。

重点特征提炼

移行区在 V1 导联。

心电图诊断

1.窦性心律

2.逆钟向转位

知识点

正常心电图V3、V4导联QRS波群正负波振幅相当，当心电图表现为逆钟向转位时V1、V2导联的QRS波群正、负振幅相当。

临床意义

心电图上的这种转位只提示心电位的转位变化，并不是心脏在解剖上的转位结果。无任何病因情况下出现的逆钟向转位属于正常心电图范围，如矮胖体型。病理情况可见于左心室肥大、横膈上抬（孕妇、巨大的腹部肿瘤、大量腹水）等情况。

三十八、P波高尖

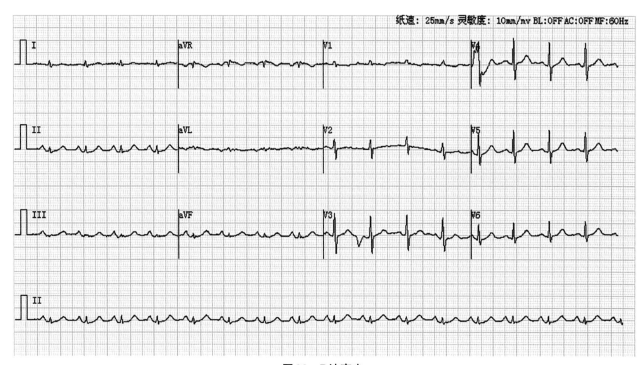

图38 P波高尖

心电图特征

心律：在 Ⅱ 导联中 P 波直立，aVR 导联 P 波倒置，提示 P 波在额面上除极向量从右上指向左下。

心率：心房率与心室率一致，为 98 次 / 分。

节律：P–P 间期与 R–R 间期匀齐。

电轴：QRS 波群电轴为 +57°。

转位：移行区在 V3 导联。

P 波：Ⅱ、Ⅲ、aVF 导联的 P 波高尖，Ⅱ 导联的 P 波振幅大于 0.25mV，时限为 82ms。

QRS 波群：无异常 Q 波，在六个肢体导联中，QRS 波群综合振幅（正向波与负向波振幅的绝对值相加）<0.5mV，胸导联 R/S 顺序增加，时限 86ms。

ST 段：以 R 波为主的导联 ST 段呈上斜型，无平直延长及异常下移或抬高。

T 波：以 R 波为主的导联直立，双支前缓后陡，振幅不低于同导联 R 波的 1/10。

QTc：416ms。

重点特征提炼

Ⅱ、Ⅲ、aVF 导联的 P 波高尖，Ⅱ 导联 P 波振幅大于 0.25mV；所有肢体导联 QRS 波群综合振幅 <0.5mV。

心电图诊断

1.窦性心律

2.P波高尖

3.肢体导联QRS波群低电压

知识点

右心房肥大时，指向右前下方的右房除极向量增大，增大的除极向量接近平行于Ⅱ、Ⅲ、aVF导联轴，指向这三个导联的正极，致使Ⅱ、Ⅲ、aVF导联P波形态高耸、振幅增大超过0.25mV。

临床意义

P波高尖多见于以下几种情况：1）右心房负荷过重，如急性右心衰、肺动脉高压、肺炎、急性支气管炎等；2）右心房肥大，见于慢性肺心病、法洛四联症、房间隔缺损等；3）不完全性右心房内阻滞，见于冠心病、心肌炎、低钾血症等；4）交感神经张力增高，心房肌除极速率加快，右、左心房除极同步化，除极向量叠加。

另外高尖型P波容易引发各种房性心律失常。

三十九、P波增宽

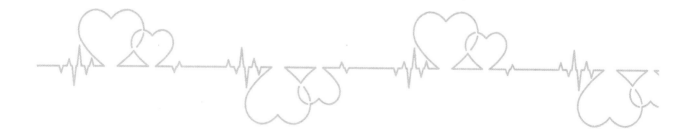

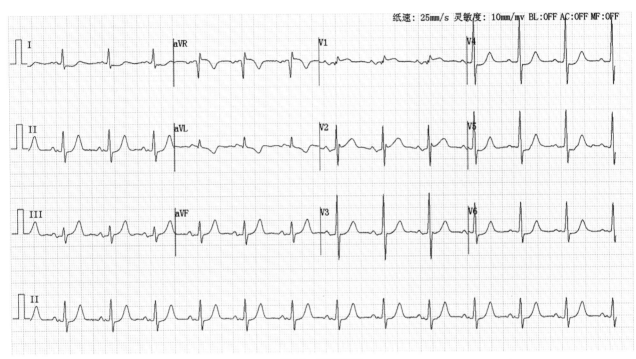

纸速：25mm/s 灵敏度：10mm/mv BL:OFF AC:OFF MF:OFF

图39 P波增宽

心电图特征

心律：在Ⅱ导联P波直立，aVR导联P波倒置，提示P波在额面上除极向量自右上指向左下。

心率：心房率与心室率为78次/分。

节律：P–P间期与R–R间期匀齐。

电轴：QRS波群电轴36°。

转位：移行区在V2导联。

P波：时限142ms，可见双峰切迹，双峰间距>40ms，振幅未超过0.25mV。

P–R间期：P–R间期182ms。

QRS波群：无异常Q波，胸导联R波振幅向左逐渐增加，时限98ms。

ST段：Ⅰ、aVL、V4~V6导联ST段呈水平型或下斜型下移幅度达0.1mV。

T波：Ⅰ导联T波低平，aVL导联T波倒置。

QTc：435ms。

重点特征提炼

1. P波增宽，时限142ms，可见双峰切迹，双峰间距大于40ms。

2. Ⅰ、aVL、V4~V6导联ST段呈水平型下移，部分导联伴随T波低平或倒置。

心电图诊断

1. 窦性心律

2. P波增宽

3. ST-T改变

知识点

P波时间延长 ≥ 110ms，呈双峰，峰间距>40ms，在 Ⅰ、Ⅱ、aVL、V4~V6导联明显，PtfV1绝对值>0.04mm·s可诊断P波增宽，提示左心房异常。

V1导联P波常呈现先正后负形，负向波深且宽。将V1负向P波的时间乘以负向P波振幅，称为P波终末电势（P-wave terminal force，Ptf）。

临床意义

P波增宽临床意义也要结合临床各种资料进行综合判断。左房扩大如合并右室肥大，高度提示二尖瓣狭窄；如有左侧心脏疾患，提示左房负荷增加，左室舒张末压增加和左心功能不全；缺血、梗死、纤维化等引起的心房肌损害导致房内或房间束传导阻滞也可出现此改变。总之，P波增宽罕见于正常人，如出现应该进行必要的检查，找出可能的病因。

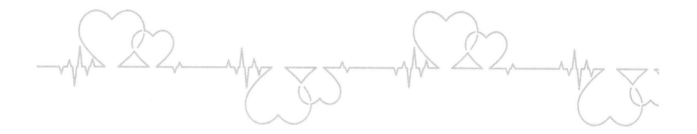

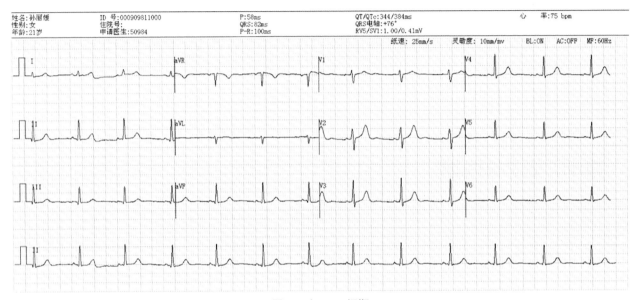

图40 短P-R间期

心电图特征

心律：在Ⅱ导联P波直立，aVR导联P波倒置，提示P波在额面上除极向量从右上指向左下。

心率：心房率与心室率一致，为75次/分。

节律：P-P间期与R-R间期匀齐。

电轴：QRS波群电轴为+76°。

转位：移行区在V2导联。

P波：在大部分导联呈钝圆形，时限58ms。

P-R间期：100ms。

QRS波群：无异常Q波，胸导联R/S顺序增加，时限82ms。

ST段：以R波为主的导联ST段呈上斜型，无异常抬高及下移。

T波：以R波为主的导联T波直立，双支前缓后陡，振幅不低于同导联R波的1/10。

QTc：384ms。

重点特征提炼

P-R间期100ms<120ms，但QRS波群起始部无预激波。

心电图诊断

1.窦性心律

2. 短 P–R 间期

知识点

P–R 间期<120ms 为缩短，提示心房到心室之间的传导速度比正常心脏电传导快。

临床意义

短 P–R 间期，时间在 105~119ms 之间，无阵发性心动过速史，QRS 波无预激波通常无临床意义，可由于个体差异，或少年房室结未完全发育，具有较快的传导功能。病理性的包括窦性激动经旁道下传心室；部分孕妇由于孕激素水平增高加速房室传导；交感神经张力增高和心率增快；阿托品、肾上腺素等药物影响；房室结较小、发育不良引起的加速传导现象；等频性干扰性房室分离。

四十一、一度房室阻滞

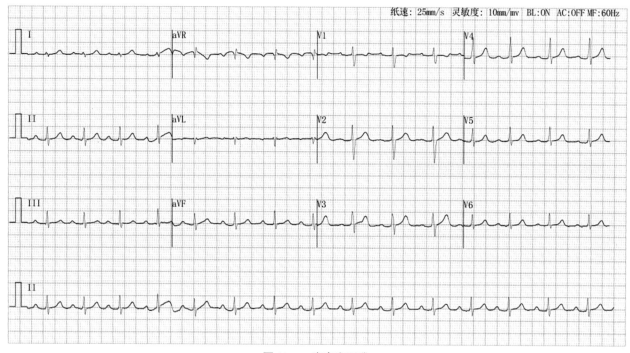

图41 一度房室阻滞

心电图特征

心律：在 II 导联 P 波直立，aVR 导联 P 波倒置，提示 P 波在额面上除极向量从右上指向左下。

心率：心房率与心室率一致，为 91 次/分。

节律：P–P 间期与 R–R 间期匀齐。

电轴：QRS 波群电轴为 +87°。

转位：移行区在 V3 导联。

P 波：在大部分导联呈钝圆形，时限 80ms。

P–R 间期：210ms。

QRS 波群：无异常 Q 波，胸导联 R/S 顺序增加，时限 88ms。

ST 段：以 R 波为主的导联 ST 段呈上斜型，无异常抬高及下移。

T 波：以 R 波为主的导联 T 波直立，双支前缓后陡，振幅不低于同导联 R 波的 1/10。

QTc：411ms。

重点特征提炼

P–R 间期 210ms，大于 200ms，提示 P–R 间期超过正常高限，但无 QRS 波群脱落，提示一度房室阻滞。

心电图诊断

1.窦性心律

2.一度房室阻滞

知识点

一度房室阻滞是指从心房到心室的激动传导速度减慢，心电图表现为P-R间期延长超过200ms，但是每个心房激动都能传导至心室。

临床意义

一度房室阻滞可见于正常人，可能与迷走神经张力增高相关。病理性可见于心源性因素如风湿性心肌炎、急性或慢性缺血性心脏病，先天性心脏病、心脏手术等；也可见于心外因素，如肾上腺皮质功能减低，电解质紊乱，颅脑损伤等；还可见于某些药物因素，如：洋地黄、奎尼丁、普鲁卡因胺、钾盐、β受体阻滞药和钙拮抗药，中枢和周围交感神经阻滞药，如：甲基多巴、可乐定等。

四十二、房室结双径路

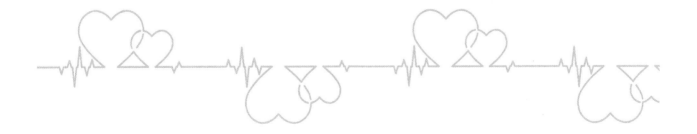

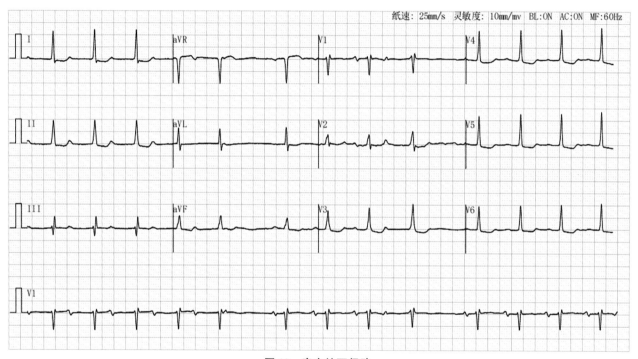

图42 房室结双径路

心电图特征

心律：在Ⅱ导联中P波直立，aVR导联P波倒置，提示P波在额面上除极向量从右上指向左下。长导联可见两处（第5个及第8个QRS波群后）与P波不同的P′波，第一个P′波后未下传QRS波群。

心率：心室率为76次/分。

节律：窦性P波匀齐，第5个及第8个QRS波群后可见提前出现的P′波，第一个P′波后未下传QRS波群，第二个P′波后有下传QRS波群，两处后均有代偿间歇。

电轴：QRS波群电轴为+40°。

转位：移行区在V1、V2导联之间。

P波：在大部分导联呈钝圆形，时限为96ms，Ⅱ导联的P波振幅小于0.25mV。

P–R间期：存在两种，分别是220ms和440ms。

QRS波群：无异常Q波，胸导联R/S顺序增加，时限84ms。

ST段：Ⅰ、aVL、Ⅱ、Ⅲ、aVF、V2~V6导联ST段呈下斜型下移，幅度达0.1mV。

T波：Ⅰ、aVL、Ⅱ、Ⅲ、aVF、V2~V6导联T波呈负正双向。

QTc：375ms。

重点特征提炼

有两种 P–R 间期，分别是 220ms 和 440ms。有两处提早出现的 P′ 波，第一个 P′ 波后未下传 QRS 波群。Ⅰ、aVL、Ⅱ、Ⅲ、aVF、V2~V6 导联 ST 段呈下斜型下移，幅度达 0.1mV，T 波负正双向。

心电图诊断

1. 窦性心律

2. 频发房性早搏，部分未下传

3. 一度房室阻滞

4. 房室结双径路

5. ST–T 改变

知识点

双径路是指激动传导的方向上存在两条路径，可以是解剖学上的，也可以是功能性的。房室结双径路可通过电生理检查明确。

临床意义

房室结双径路在健康人群中出检率为 7.5%~10%，儿童可高达 35%，可能是由于植物神经对房室结纤维支配不均衡，而造成其不应期和传导速度不一致，这是一种生理现象。房室结双径路也可以是病理性的，如缺血、炎症或某些药物诱发的结果。房室结双径路易发生房室结折返现象及折返性心动过速。

四十三、前间壁心肌梗死

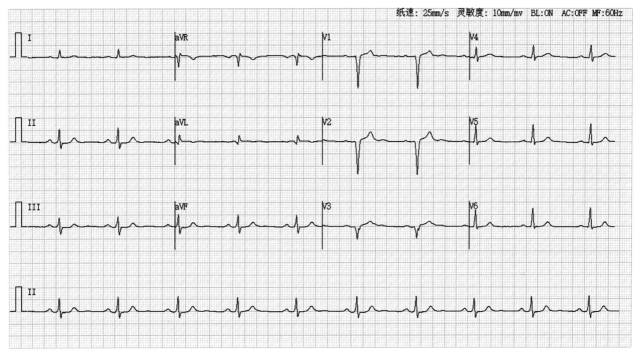

图43　前间壁心肌梗死

心电图特征

心律：在 II 导联 P 波直立，aVR 导联 P 波倒置，提示 P 波在额面上除极向量从右上指向左下。

心率：心房率与心室率一致，为 60 次 / 分。

节律：P–P 间期与 R–R 间期匀齐。

电轴：QRS 波群电轴为 34°。

转位：移行区未显示。

P 波：在大部分导联呈钝圆形，时限 88ms，振幅未超过 0.25mV。

P–R 间期：180ms。

QRS 波群：QRS 波群时限 102ms，在胸导联 V1~V3 导联呈 QS 型。

ST 段：V1~V3 导联呈上斜型，无明显抬高。

T 波：以 R 波为主的导联直立。

QTc：356ms。

重点特征提炼

胸导联 V1~V3 导联呈 QS 型。

心电图诊断

1.窦性心律

2.异常 Q 波（提示陈旧性前间壁心肌梗死）

知识点

心电图可以为心肌梗死定位诊断。根据六轴导联系统和左心室的大体结构可将左心室分为前间壁、前壁、前侧壁、下壁、正后壁。

心肌梗死患者心电图 Q 波或 q 波代表心肌的坏死波。此例心电图 V1~V3 导联均呈 QS 型，提示间隔部梗死部位较广泛。如仅有 V1~V2 导联呈 QS 型提示局灶性间隔部位心肌梗死。

临床意义

前间壁由左冠状动脉前降支的间隔支供血，其对应血管狭窄堵塞，造成该区域心肌细胞坏死，形成异常 Q 波。

四十四、广泛前壁心肌梗死

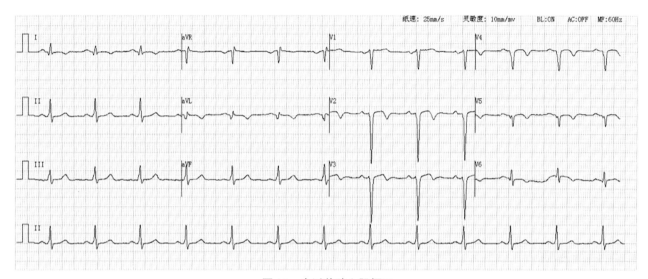

图44 广泛前壁心肌梗死

心电图特征

心律：在 II 导联 P 波直立，aVR 导联 P 波倒置，提示 P 波在额面上除极向量从右上指向左下。

心率：心房率与心室率一致，为77次/分。

节律：P-P间期与R-R间期匀齐。

电轴：QRS波群电轴为+66°。

转位：移行区在V6导联显示。

P波：在大部分导联呈钝圆形，时限86ms。

P-R间期：136ms。

QRS波群：（Ⅰ、aVL导联，V1~V5导联）可见异常Q波，胸导联R/S无增加，时限86ms。

ST段：Ⅰ、aVL、V4~V6导联呈水平或弓背型，未见明显抬高及下移，V1~V3导联呈弓背型抬高0.1mV。

T波：Ⅰ、aVL、V4~V6导联倒置，V2、V3导联呈正负双向。

QTc：410ms。

重点特征提炼

可见Ⅰ、aVL导联，V1~V5导联出现异常Q波，提示广泛前壁导联心肌梗死。相应导联出现ST-T改变：Ⅰ、aVL、V4~V6导联ST段呈水平或弓背型，V1~V3导联ST段呈弓背型抬高，伴有T波倒置或呈正负双向。

心电图诊断

1.窦性心律

2.异常Q波（提示广泛前壁心肌梗死）

3. ST-T改变

知识点

异常Q波需时限大于40ms，深度大于同导联R波1/4，提示局部心肌细胞可能出现坏死，病人以往或近期有过心肌梗死，由于局部心肌细胞坏死电活动消失，在心电图上就会发现两个或两个以上相关联导联出现异常Q波，常伴有继发性的ST-T改变。根据Q波及ST-T改变出现的相关导联可以判断心肌梗死的部位：Ⅱ、Ⅲ、aVF导联提示下壁心肌梗死；V1~V3导联提示前间壁心肌梗死；Ⅰ、aVL、V1~V5导联提示广泛前壁心肌梗死；Ⅰ、aVL导联，提示高侧壁的心肌梗死；V5~V7导联提示前侧壁心肌梗死；Ⅱ、Ⅲ，aVF，V3R，V4R，V5R导联提示下壁、右室心肌梗死；V7~V9导联，提示正后壁心肌梗死。

临床意义

急性广泛前壁的心肌梗死一般是指左室壁的前壁出现心肌梗死，是心肌梗死里面积最大的一种，发病血管通常是指左冠状动脉的前降支出现闭塞，是由于动脉硬化的基础之上并发痉挛或者血栓形成，从而导致相应的区域出现心肌梗死。心电图上ST-T改变可呈规律性演变，随后根据病情演变过程，最终形成坏死性Q波。由于发生梗死的部分多与相应的冠状动脉发生闭塞相关，因此，根据心电图确定的梗死部位可大致确定与梗死相关的病变血管。心肌梗死在临床上一定要进行紧急救治，广泛前壁心肌梗死患者心肌损伤非常严重，很容易诱发恶性心律失常。

四十五、陈旧性下壁心肌梗死

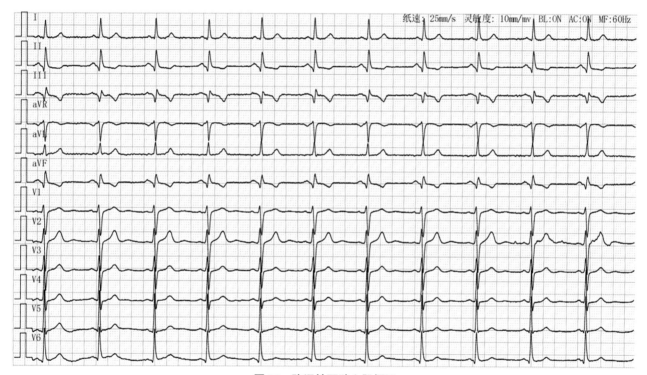

纸速：25mm/s 灵敏度：10mm/mv BL:ON AC:ON MF:60Hz

图45 陈旧性下壁心肌梗死

心电图特征

心律：在Ⅱ导联中P波直立，aVR导联P波倒置，提示P波在额面上除极向量从右上指向左下。

心率：心房率与心室率一致，为65次/分。

节律：P–P间期与R–R间期匀齐。

电轴：QRS波群电轴为+14°。

转位：移行区在V3、V4导联之间。

P波：在大部分导联呈钝圆形，时限为86ms，P波振幅小于0.25mV。

P–R间期：134ms。

QRS波群：Ⅱ、Ⅲ、aVF导联异常Q波（Q波时限>0.04S，同时Q波振幅>同导联R波1/4），胸导联R/S顺序增加，QRS波群时限86ms。

ST段：Ⅱ、Ⅲ、aVF导联ST段呈下斜型压低达0.05mV。

T波：Ⅱ、Ⅲ、aVF导联T波倒置/负正双向。

QTc：368ms。

重点特征提炼

Ⅱ、Ⅲ、aVF导联异常Q波；ST段呈下斜型压低达0.05mV；T波倒置/负正双向。

心电图诊断

1.窦性心律

2.异常Q波（提示陈旧性下壁心肌梗死）

3.ST-T改变

知识点

异常Q波是指深度大于同导联R波的1/4，时间>40ms（除外Ⅲ导联或aVL导联）。

Ⅱ、Ⅲ、aVF导联出现异常Q波通常提示心脏下壁发生陈旧性心肌梗死。

临床意义

心肌梗死心电图中的异常Q波通常称为"坏死性Q波"，是心肌细胞变性、坏死的标志。由于坏死的心肌失去了电活动能力，不再产生心电向量，而其他正常心肌照常除极，形成了异常Q波。当心肌严重缺血时，也可见到一过性的异常Q波，心肌血供恢复时异常Q波可消失。

四十六、心室预激

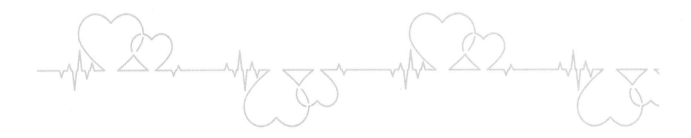

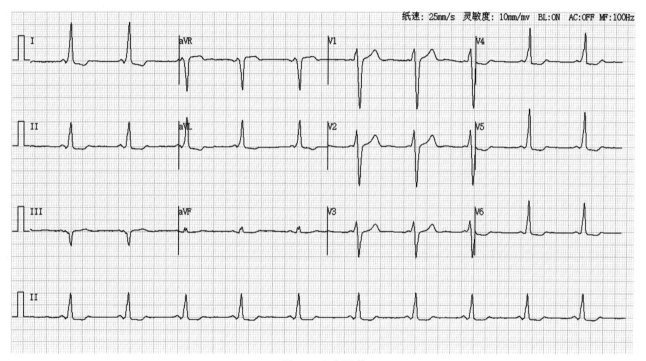

图46　心室预激

心电图特征

心律：在Ⅱ导联P波直立，aVR导联P波倒置，提示P波在额面上除极向量从右上指向左下。

心率：心房率与心室率一致，为63次/分。

节律：P-P间期与R-R间期匀齐。

电轴：QRS波群电轴为+7°。

转位：移行区在V3~V4导联之间。

P波：在大部分导联呈钝圆形，时限104ms，振幅未超过0.25mV。

P-R间期：106ms。

QRS波群：QRS波群时限128ms，起始部粗钝、上升支斜率较小，形成δ波，或称为心室预激波。

ST段：Ⅰ、Ⅱ、aVL、V4~V6导联呈下斜型下移，幅度可达0.1mV。

T波：Ⅰ、Ⅱ、aVL、V4~V6导联负正双向。

QTc：389ms。

重点特征提炼

P-R间期106ms，QRS波群时限128ms，起始部粗钝、上升支斜率较小，形成δ波，继发ST-T改变。

心电图诊断

1.窦性心律

2.心室预激

3.ST-T改变

知识点

典型心室预激的特点是P-R间期缩短，QRS波群起始部增宽。机制是心电冲动经房室旁路传导，引起部分心肌提前除极。房室结-希氏束-浦肯野纤维系统主导余下心室的除极，最终完成除极的时间点不会比预期的晚，P-J间期正常，多小于0.27s。ST-T改变多为继发性，是否具有病理意义，应结合既往的心电图和临床资料考虑。

临床意义

心室预激提示有房室旁路存在，旁路与正常传导途径可以形成折返环，容易出现室上性心动过速，临床引起心悸、血流动力学不稳定等，伴有临床症状的心室预激称为预激综合征，需要关注。

四十七、B型心室预激

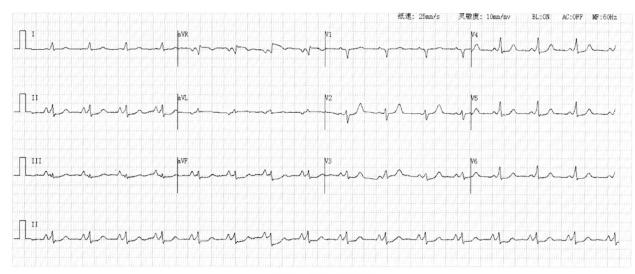

图47　B型心室预激

心电图特征

　　心律：在 II 导联 P 波直立，aVR 导联 P 波倒置，提示 P 波在额面上除极向量从右上指向左下。

　　心率：心房率与心室率一致，为 93 次/分。

191

节律：P–P间期与R–R间期匀齐。

电轴：QRS波群电轴为–10°。

转位：移行区在V2导联。

P波：在Ⅱ、Ⅲ、aVF导联高尖，大于同导联R波的1/2振幅，时限60ms。

P–R间期：116ms。

QRS波群：在QRS波群起始部，Ⅰ、Ⅱ、V3~V6导联可明显看到δ波，全导联无异常Q波，胸导联R/S顺序增加，时限82ms。

ST段：Ⅱ、Ⅲ、aVF、V3~V6导联呈水平或上斜型压低0.05~0.1mV。

T波：以R波为主导联直立，双支前缓后陡，振幅不低于同导联R波的1/10。

QTc：298ms。

重点特征提炼

P–R间期为116ms<120ms，P–R间期缩短；在QRS起始部可看到δ波，且V1的导联QRS波群的主波向下，而V5~V6导联的QRS波群主波向上，提示为B型心室预激。

心电图诊断

1.窦性心律

2. P波高尖

3. B型心室预激

知识点

B型心室预激特征为V1~V3导联δ波为负向或正向，QRS波群主波向下，V4~V6导联δ波为正向、QRS波群主波向上，提示为右侧房室旁路。

临床意义

心室预激本身不引起症状，具有心室预激表现者，当房室折返性心动过速发作时，可有心悸症状，严重者可导致充血性心力衰竭、低血压，并有恶化为心室颤动、心源性猝死的风险。

四十八、间歇性Ａ型心室预激

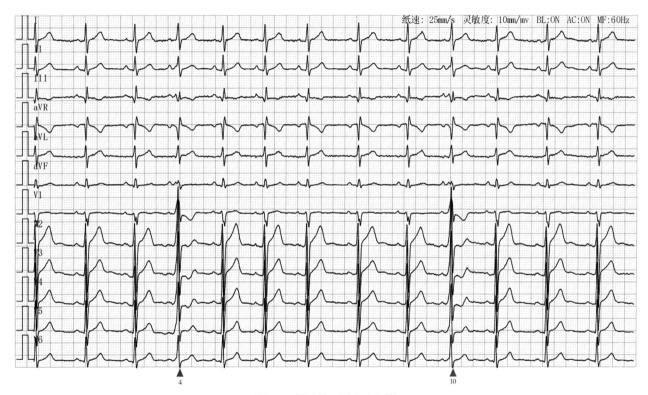

图48 间歇性A型心室预激

195

心电图特征

心律：在 II 导联 P 波直立，aVR 导联 P 波倒置，提示 P 波在额面上除极向量从右上指向左下。

心率：心房率与心室率一致，为 75 次 / 分。

节律：P–P 间期与 R–R 间期匀齐。

电轴：QRS 波群电轴为 +54°。

转位：移行区在 V3 导联。

P 波：在 II、III、aVF 导联直立，在大部分导联呈钝圆形，时限 98ms。P 波振幅小于 0.25mV。

P–R 间期：大部分为 154ms；其中第 4 个及第 10 个 P–R 间期为 80ms<120ms，提示心室预激。

QRS 波群：大部分 QRS 波群时限为 100ms，可见第 4 个及第 10 个 QRS 波群时限增宽，起始部可看到明显 δ 波，V1~V6 导联 δ 波及主波均向上，全导联无异常 Q 波，胸导联 R/S 顺序增加。

ST 段：以 R 波为主的导联 ST 段呈上斜型，无异常抬高及下移；第 4 个及第 10 个 QRS 波群后 ST 段在 V1~V4 导联呈下斜型压低达 0.15mV。

T 波：以 R 波为主的导联 T 波直立，双支前缓后陡，振幅不低于同导联 R 波的 1/10；第 4 个及第 10 个 QRS 波群后 T 波在 V1~V4 导联呈负正双向。

QTc：402ms。

重点特征提炼

第4个及第10个心搏P–R间期缩短、QRS波群起始部出现δ波、时限增宽、形态改变、V1~V6导联δ波及主波均向上、V1~V4导联ST–T改变。

心电图诊断

1.窦性心律

2.间歇性Ａ型心室预激

知识点

典型心室预激特征（1）P–R间期<0.12s，P波正常；（2）QRS波群时间>0.11s；（3）QRS波群起始部分变粗钝，称为预激波或δ波；（4）继发性ST–T改变。间歇性心室预激：可见间歇性出现P–R间期缩短、QRS波群起始部出现δ波。Ａ型预激：预激波和QRS波群的主波在V1~V6导联均向上，提示旁道位于左侧房室瓣环周围。

临床意义

间歇性心室预激指在一定条件下才能显示的现象。如有些预激综合征平时无预激的表现，在使用洋地黄等药物后才出现预激波形，其原因是由于药物延迟房室传导。当正常的房室传导系统的传导阻力增加时，激动才能通过异常通道，并显示预激波形。

四十九、左前分支阻滞

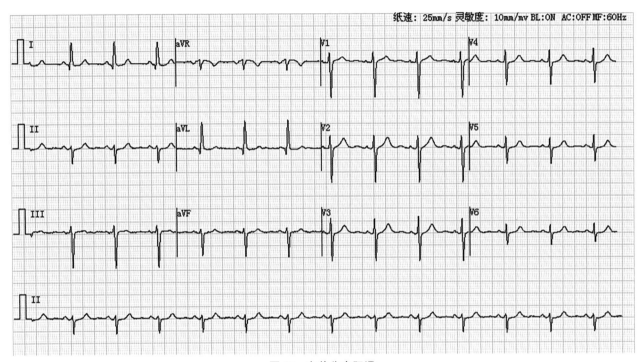

图49 左前分支阻滞

心电图特征

心律：P波规律出现，在Ⅱ导联P波直立，aVR导联P波倒置，提示P波在额面上除极向量从右上指向左下。

心率：心房率与心室率一致，均为81次/分。

节律：匀齐，P–P间期与R–R间期一致。

电轴：QRS波群电轴为–50°。

转位：移行区在V5导联。

P波：在大部分导联呈钝圆形，时限为82ms，P波振幅小于0.25mV。

QRS波群：无异常Q波，胸导联R/S顺序增加，时限76ms，Ⅱ、Ⅲ、aVF导联呈rS型，$S_Ⅲ>S_Ⅱ$；Ⅰ和aVL导联呈qR型，$R_{aVL}>R_Ⅰ$。

ST段：以R波为主的导联ST段呈上斜型，无异常抬高及下移。

T波：以R波为主的导联T波直立，双支前缓后陡，振幅不低于同导联R波的1/10。

QTc：374ms。

重点特征提炼

QRS波群电轴为–50°<–45°；Ⅱ、Ⅲ、aVF导联呈rS型，$S_Ⅲ>S_Ⅱ$；Ⅰ和aVL导联呈qR型，$R_{aVL}>R_Ⅰ$；移行区在V5导联。

心电图诊断

1.窦性心律

2.左前分支阻滞

3.顺钟向转位

知识点

WHO推荐左前分支阻滞诊断标准如下：额面电轴–45°~–90°，aVL导联呈qR型，aVL导联R波峰时间≥45ms，QRS波群时限<0.12s。其他心电图改变包括：Ⅱ、Ⅲ、aVF导联呈rS型，$S_Ⅲ>S_Ⅱ$；Ⅰ和aVL导联呈qR型，$R_{aVL}>R_Ⅰ$；胸导联QRS波群有时V1、V2导联可出现q波，呈qrS型；有时V5、V6导联可出现R波降低，S波增深。

临床意义

左前分支阻滞本身没有明显症状。左前分支是左束支较细长的分支，由左束支主干分出后，向上向前分布于室间隔的前上部及左心室前壁和侧壁，位置表浅，故容易发生损伤。引起左前分支阻滞的疾病包括冠心病、高血压性心脏病、心肌病、心肌炎、主动脉瓣病变、先天性心脏病、风湿性心脏病、心脏手术、甲状腺功能亢进等。单纯左前分支阻滞，无其他心血管病变通常认为是良性室内阻滞，不影响预后。

五十、左后分支阻滞

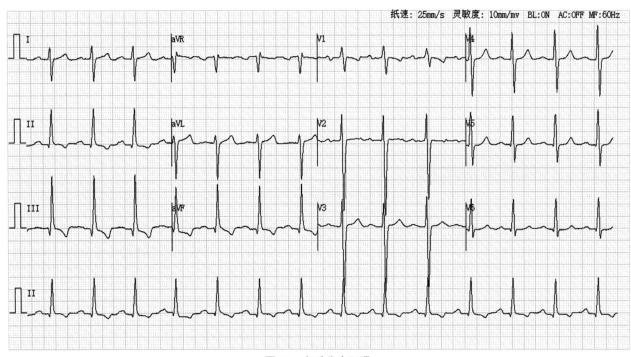

图50　左后分支阻滞

心电图特征

心律：P波规律出现，在Ⅱ导联P波直立，aVR导联P波倒置，提示P波在额面上除极向量从右上指向左下。

心率：心房率与心室率一致，均为83次/分。

节律：匀齐，P-P间期与R-R间期一致。

电轴：QRS波群电轴为+99°。

转位：移行区在V4导联。

P波：在大部分导联呈钝圆形，时限88ms，振幅未超过0.25mV。

P-R间期：240ms。

QRS波群：QRS波群时限106ms，在肢体导联Ⅰ、aVL导联呈rS型，S_{aVL}较S_I深，Ⅱ、Ⅲ、aVF导联呈qR型，$R_Ⅲ$较$R_Ⅱ$振幅高。

ST段：Ⅱ、Ⅲ、aVF导联呈下斜型下移，幅度≥0.05mV。

T波：Ⅱ、Ⅲ、aVF导联倒置。

QTc：423ms。

重点特征提炼

P-R间期240ms，QRS波群在肢体导联Ⅰ、aVL导联呈rS型，S_{aVL}>S_I，Ⅱ、Ⅲ、aVF导联呈qR型，

R_Ⅲ>R_Ⅱ。Ⅱ、Ⅲ、aVF导联ST段呈下斜型压低，T波倒置。

心电图诊断

1. 窦性心律

2. 一度房室阻滞

3. 左后分支阻滞

4. ST-T改变

知识点

左后分支阻滞心电图诊断标准：QRS波群电轴90°~+180°（≥120°有较肯定的诊断价值），并且除外垂位心、右室肥大、心肌梗死、肺心病等原因引起的电轴右偏，结合临床慎重诊断；Ⅰ、aVL导联呈rS型，下壁导联呈qR型，Ⅲ、aVF导联必须有q波，q波≤0.04s，QRS波群时限<0.12s；R_Ⅲ>R_Ⅱ。

临床意义

单纯左后分支阻滞发生率很低，一旦出现提示有弥漫性心肌损伤，病变严重。冠心病是左后分支阻滞的最常见病因，高血压性心脏病、心肌病、急性肺心病、高钾血症也有相关报道。急性心肌梗死时出现左后分支阻滞，预后差。

五十一、完全性左束支阻滞

纸速：25mm/s 灵敏度：10mm/mv BL:ON AC:OFF MF:60Hz

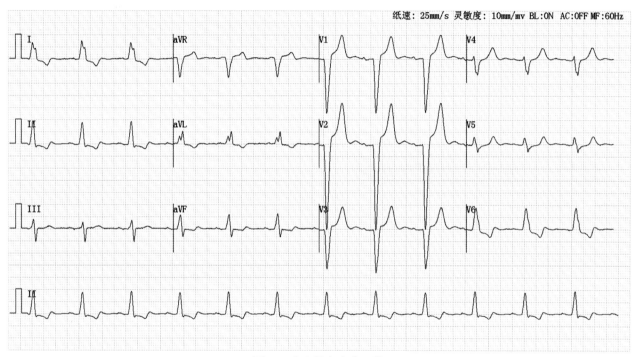

图51 完全性左束支阻滞

心电图特征

心律：在Ⅱ导联P波直立，aVR导联P波倒置，提示P波在额面上除极向量从右上指向左下。

心率：心房率与心室率一致，为71次/分。

节律：匀齐，P-P间期与R-R间期一致。

电轴：QRS波群电轴为11°。

转位：移行区在V5导联。

P波：在大部分导联呈钝圆形，时限92ms，振幅未超过0.25mV。

P-R间期：192ms。

QRS波群：QRS波群中部及终末部分除极过程缓慢，主波粗顿或有切迹，时限132ms，Ⅰ、V5、V6导联室间隔除极波（q波）消失，Ⅰ、Ⅱ、aVL、V6导联主波向上。

ST段：Ⅰ、Ⅱ、aVL、V6导联呈下斜型下移，V1~V3导联呈上斜型抬高。

T波：Ⅰ、Ⅱ、aVL、V6导联负正双向。

QTc：452ms。

重点特征提炼

QRS波群时限增宽，中部及终末部分除极过程缓慢，主波粗顿或有切迹，Ⅰ、Ⅱ、aVL、V6主波向上。

心电图诊断

    1.窦性心律

    2.完全性左束支阻滞

    3.ST-T改变

知识点

    束支阻滞时心室内传导变慢，时限延长，表现为宽QRS波群，并且是中后部传导延迟，这是与心室预激的区别。左束支阻滞时心室的除极主要为自右心室向左后方的左心室缓慢传导，表现为向左的导联R波粗顿。束支阻滞引起心室除极异常，除极异常会继发复极异常，造成ST-T改变。

临床意义

    在临床中，完全性左束支阻滞可见于高血压、冠心病、心肌病、心肌炎、瓣膜性心脏病等，老年人可能与左侧心脏纤维支架硬化或钙化有关。在急性心肌梗死时新出现的完全性左束支阻滞是独立的危险因子，应进一步检查和追踪。

五十二、完全性右束支阻滞

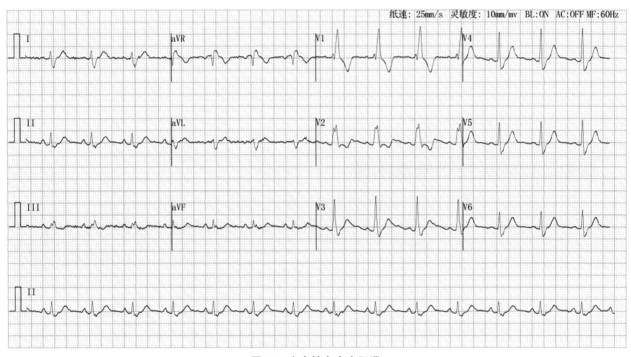

纸速：25mm/s　灵敏度：10mm/mv　BL:ON　AC:OFF MF:60Hz

图52　完全性右束支阻滞

心电图特征

心律：在Ⅱ导联P波直立，aVR导联P波倒置，提示P波在额面上除极向量从右上指向左下。

心率：心房率与心室率一致，为86次/分。

节律：匀齐，P–P间期与R–R间期一致。

电轴：QRS波群电轴为+93°。

转位：移行区在V3、V4导联。

P波：在大部分导联呈钝圆形，时限92ms。

P–R间期：144ms。

QRS波群：无异常Q波，胸导联R/S顺序增加，QRS波群增宽，时限136ms；V1导联QRS波群呈rsR′型，Ⅰ、Ⅱ、aVL、V3~V6导联S波粗钝。

ST段：以R波为主的导联ST段呈上斜型，无异常抬高及下移。

T波：以R波为主的导联T波直立，双支前缓后陡，振幅不低于同导联R波的1/10。

QTc：421ms。

重点特征提炼

QRS波群电轴为+93°；QRS波群增宽，时限136ms；V1导联QRS波群呈rsR′型，Ⅰ、Ⅱ、aVL、

V3~V6导联S波粗钝。

心电图诊断

1.窦性心律

2.完全性右束支阻滞

知识点

QRS波群时限大于0.12s，V1和V2导联QRS波群呈rsR'型或M型，为完全性右束支阻滞；其他特征包括Ⅰ、V5、V6导联S波增宽而有切迹；aVR导联呈QR型，其R波宽而有切迹；Ⅰ，V5，V6导联T波方向一般与终末S波方向相反，仍为直立。

临床意义

完全性右束支阻滞者的病因有风湿性心脏病、先天性房间隔缺损，亦可见于肺心病、冠心病、心肌病等；如不伴有其他器质性心脏疾病，常无重要意义。

五十三、不完全性右束支阻滞

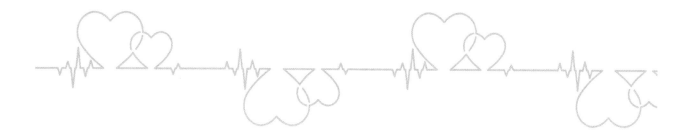

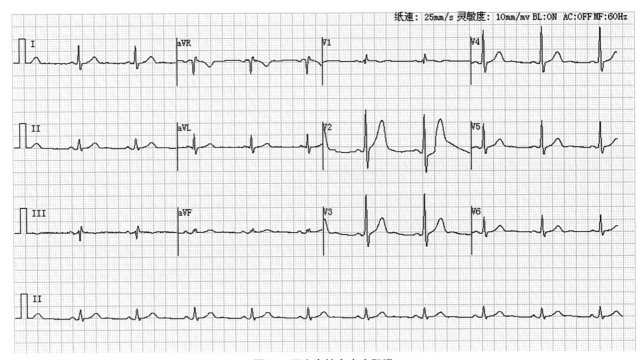

纸速：25mm/s 灵敏度：10mm/mv BL:ON AC:OFF MF:60Hz

图53 不完全性右束支阻滞

216

心电图特征

心律：在 II 导联中 P 波直立，aVR 导联 P 波倒置，提示 P 波在额面上除极向量从右上指向左下。

心率：心房率与心室率一致，为 60 次 / 分。

节律：匀齐，P-P 间期与 R-R 间期一致。

电轴：QRS 波群电轴为 +28°。

转位：移行区在 V1 导联。

P 波：在大部分导联呈钝圆形，时限为 88ms，P 波振幅小于 0.25mV。

QRS 波群：无异常 Q 波，胸导联 R/S 顺序增加，QRS 波群时限 102ms，V1 导联 QRS 波群呈 rsr′ 型。

ST 段：以 R 波为主的导联 ST 段呈上斜型，无异常抬高及下移。

T 波：以 R 波为主的导联 T 波直立，双支前缓后陡，振幅不低于同导联 R 波的 1/10。

QTc：402ms。

重点特征提炼

QRS 波群 <120ms，V1 导联 QRS 波群呈 rsr′ 型。

心电图诊断

1.窦性心律

2.不完全性右束支阻滞

知识点

右束支细长，由单侧冠状动脉供血，且不应期比左束支长，故易发生传导阻滞。

临床意义

不完全性右束支阻滞，是临床较为常见的心律失常，可见于正常变异，也可见于各种器质性心脏病，如先天性心脏病、二尖瓣狭窄以及各种心肌病等。

五十四、非特异性室内阻滞

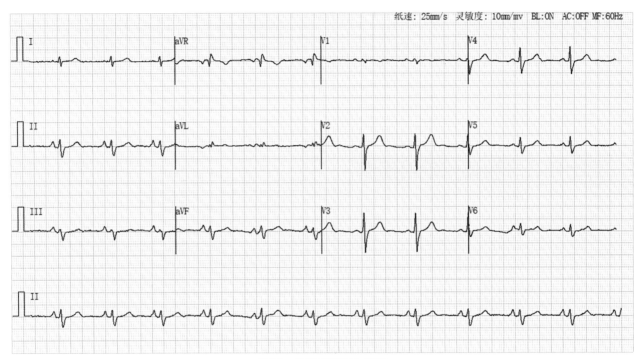

纸速：25mm/s 灵敏度：10mm/mv BL:ON AC:OFF MF:60Hz

图54 非特异性室内阻滞

心电图特征

心律：在Ⅱ导联中P波直立，aVR导联P波倒置，提示P波在额面上除极向量从右上指向左下。

心率：心房率与心室率一致，为70次/分。

节律：匀齐，P-P间期与R-R间期一致。

电轴：QRS波群电轴为-88°。

转位：移行区在V3导联。

P波：在Ⅱ、Ⅲ、aVF导联顶端高尖，大于同导联R波振幅的1/2，时限为96ms，P波振幅小于0.25mV。

QRS波群：无异常Q波，胸导联R/S顺序增加，QRS波群时限132ms。

ST段：以R波为主的导联ST段呈上斜型，无平直延长及异常下移或抬高。

T波：以R波为主的导联直立，双支前缓后陡，振幅不低于同导联R波的1/10。

QTc：473ms。

重点特征提炼

P波在Ⅱ、Ⅲ、aVF导联顶端高尖，大于同导联R波振幅的1/2；QRS波群时间增宽≥120ms，QRS波群形态和电轴既不符合左束支阻滞特征，也不符合右束支阻滞特征。

心电图诊断

1.窦性心律

2.P波高尖

3.非特异性室内阻滞

知识点

非特异性室内阻滞是室内传导系统的末梢阻滞，其阻滞部位在束支的细小分支以下或浦肯野纤维，阻滞范围较广泛。非特异性室内阻滞为QRS轻度延长，时限增宽≥120ms，QRS波群形态和电轴既不符合左束支阻滞特征，也不符合右束支阻滞特征，可伴有ST-T继发性改变及Q-T间期延长。

临床意义

非特异性室内阻滞见于超急性期心肌梗死、陈旧性心肌梗死、心绞痛、扩张性心肌病、高钾血症等。还可见于心电–机械分离及临终前心电图表现，所以临床意义比一般束支阻滞更重要。

五十五、左心室高电压——胸导联

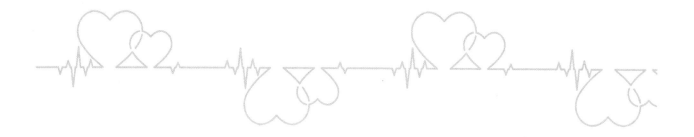

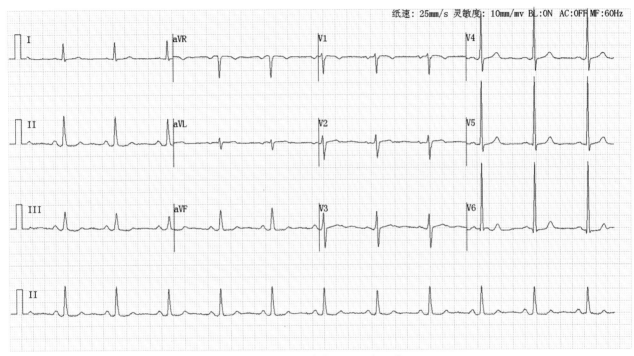

纸速：25mm/s 灵敏度：10mm/mv BL:ON AC:OFF MF:60Hz

图55　左心室高电压——胸导联

心电图特征

心律：在Ⅱ导联P波直立，aVR导联P波倒置，提示P波在额面上除极向量从右上指向左下。

心率：心房率与心室率一致，为67次/分。

节律：匀齐，P-P间期与R-R间期一致。

电轴：QRS波群电轴+60°。

转位：移行区在V3导联。

P波：在大部分导联呈钝圆形，时限98ms，振幅未超过0.25mV。

P-R间期：P-R间期160ms。

QRS波群：无异常Q波，胸导联R/S顺序增加，时限84ms，V5导联R波振幅达2.72mV。

ST段：Ⅱ、Ⅲ、aVF，V5~V6导联ST段呈上斜型或水平型压低，下移幅度<0.05mV。

T波：以R波为主的导联T波直立，双支前缓后陡，振幅不低于同导联R波的1/10。

QTc：393ms。

重点特征提炼

V5导联R波振幅增高，达2.72mV，大于成人的正常上限2.5mV。

心电图诊断

1.窦性心律

2.左心室高电压

知识点

左心室高电压胸导联诊断标准：$R_{V5}>2.5mV$，或 $R_{V5}+S_{V1}>3.5mV$（女）或 $4.0mV$（男）。

临床意义

左心室高电压的心电图表现可见于生理性，如体型偏瘦者；也可见于病理性，如原发性高血压、冠心病、心肌病、瓣膜性心脏病、先天性心脏病、贫血性心脏病、甲亢性心脏病等原因导致的左心室肥大者；还可见于心外疾病，如乳腺切除术后或手术造成的心脏外胸肌减少者。

五十六、左心室高电压——肢体导联

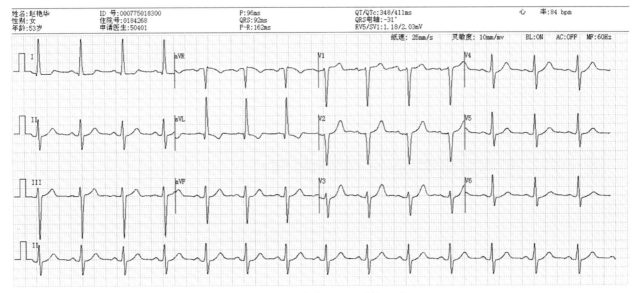

姓名:赵艳华	ID 号:000775018300	P:96ms	QT/QTc:348/411ms	心 率:84 bpm
性别:女	住院号:0184268	QRS:92ms	QRS电轴:-31°	
年龄:53岁	申请医生:50401	P-R:162ms	RV5/SV1:1.18/2.03mV	

纸速: 25mm/s   灵敏度: 10mm/mv   BL:ON   AC:OFF   MF:60Hz

图56　左心室高电压——肢体导联

心电图特征

　　心律：在Ⅱ导联P波直立，aVR导联P波倒置，提示P波在额面上除极向量从右上指向左下。

228

心率：心房率与心室率一致，为84次/分。

节律：匀齐，P–P间期与R–R间期一致。

电轴：QRS波群电轴为–31°。

转位：移行区在V4导联。

P波：在大部分导联呈钝圆形，时限96ms，P波振幅小于0.25mV。

P–R间期：162ms。

QRS波群：振幅R_I=1.9mV，振幅R_I+S_{III}=4.2mV，振幅R_{aVL}=2.0mV，无异常Q波，胸导联R/S顺序增加，时限92ms。

ST段：I、aVL导联呈下斜型压低0.05mV，余导联呈上斜型，无平直延长，无压低。

T波：I导联负正双向，aVL导联倒置。

QTc：411ms。

重点特征提炼

QRS波群振幅：R_I=1.9mV>1.5mV，R_I+S_{III}=4.2mV>2.5mV，R_{aVL}=2.0mV>1.2mV。

心电图诊断

1.窦性心律

2. 左心室高电压（肢体导联）

3. ST-T 改变

知识点

左心室高电压肢体导联诊断标准：R_I>1.5mV，R_{aVL}>1.2mV；R_{II}+R_{III}>4.0mV，R_{aVF}>2.0mV；R_I+S_{III}>2.5mV。

临床意义

左心室高电压为心电图的诊断，需综合心脏彩超、24小时动态血压等其他相关检查结果进行临床诊断。治疗方面，则根据引起左心室高电压的原发病进行相应的治疗。

五十七、右心室高电压——胸导联

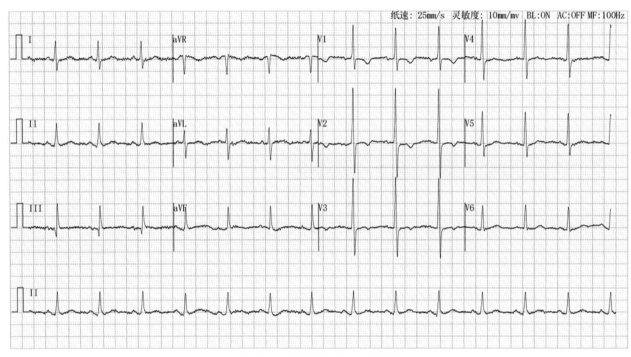

纸速：25mm/s 灵敏度：10mm/mv BL:ON AC:OFF MF:100Hz

图57 右心室高电压——胸导联

心电图特征

心律：在Ⅱ导联P波直立，aVR导联P波倒置，提示P波在额面上除极向量从右上指向左下。

心率：心房率与心室率一致，为82次/分。

节律：匀齐，P–P间期与R–R间期一致。

电轴：QRS波群电轴为+70°。

转位：移行区在V1导联以右。

P波：在大部分导联呈钝圆形，时限100ms，P波振幅未超过0.25mV。

P–R间期：158ms。

QRS波群：V1导联呈Rs型，R/S>1，R波振幅达1.4mV，时限82ms。

ST段：V4~V6导联ST段呈上斜型轻度压低，幅度≤0.05mV。

T波：V1~V3导联T波倒置，Ⅱ、Ⅲ、aVF、V4~V6导联T波低平。

QTc：432ms。

重点特征提炼

V1导联呈Rs型，R/S>1，R波振幅达1.4mV>1.0mV，时限82ms。

心电图诊断

1.窦性心律

2.右心室高电压

3.ST-T改变

知识点

右心室高电压胸导联诊断标准：V1导联呈R型或Rs型，R/S>1，V5导联R/S<1或S波比正常加深，$R_{v1}+S_{v5}>1.05mV$（重症>1.2mV）；V1导联呈qR型（除外心肌梗死）提示重度右心室肥厚。

临床意义

右心室高电压多见于慢性肺心病，风湿性心脏病的二尖瓣狭窄，先天性心脏病的肺动脉瓣狭窄、房间隔缺损、室间隔缺损以及心肌病等。

五十八、右心室高电压——肢体导联

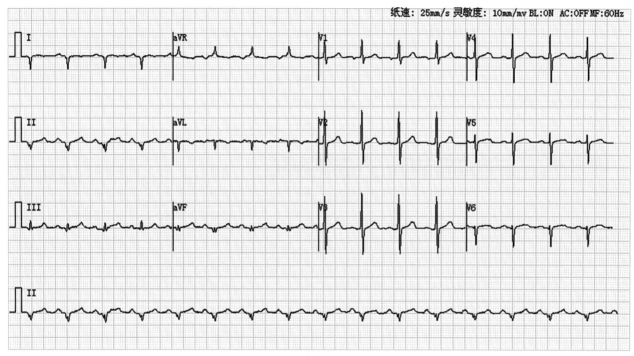

图58 右心室高电压——肢体导联

心电图特征

心律：在Ⅱ导联中P波直立，aVR导联P波倒置，提示P波在额面上除极向量从右上指向左下。

心率：心房率与心室率一致，为95次/分。

节律：匀齐，P–P间期与R–R间期一致。

电轴：QRS波群电轴为+188°。

转位：无转位特征表现。

P波：在大部分导联呈钝圆形，时限为86ms，P波振幅小于0.25mV。

QRS波群：aVR导联呈R型，R_{aVR}>0.5mV；QRS波群时限86ms，V1导联呈Rs，V5导联呈rS，R_{V1}>1.0mV；R_{V1}+S_{V5}>1.05mV。

ST段：以R波为主的导联ST段呈上斜型，无平直延长及异常下移或抬高。

T波：以R波为主的导联直立，双支前缓后陡，振幅不低于同导联R波的1/10。

QTc：422ms。

重点特征提炼

V1导联呈Rs型，V5、V6导联呈rS型，R_{aVR}>0.5mV，R_{V1}>1.0mV，R_{V1}+S_{V5}>1.05mV，QRS波群电轴为+188°。

心电图诊断

1. 窦性心律

2. 心电轴右偏

3. 右心室高电压

知识点

右心室高电压肢体导联诊断标准：（1）aVR导联R波增高，R/q或R/S>1，R_{aVR}>0.5mV。（2）心电轴右偏，心电轴>+90°，这是一个重要的诊断特征。

临床意义

只有当右心室肥大到相当严重的程度才能引起心电图发生异常改变，所以心电图诊断右室肥大的特异性较高。右心室肥大多见于慢性肺心病，风湿性心瓣膜病的二尖瓣狭窄，先天性心脏病的肺动脉瓣狭窄、房间隔缺损、室间隔缺损以及心肌病。

五十九、肢体导联低电压

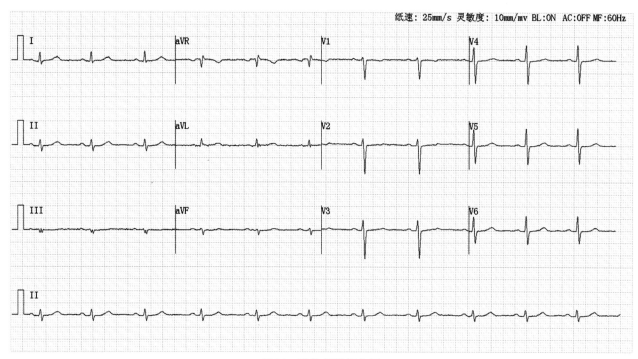

纸速：25mm/s 灵敏度：10mm/mv BL:ON AC:OFF MF:60Hz

图59　肢体导联低电压

心电图特征

心律：在 Ⅱ 导联 P 波直立，aVR 导联 P 波倒置，提示 P 波在额面上除极向量从右上指向左下。

心率：心房率与心室率一致，为 65 次 / 分。

节律：匀齐，P–P 间期与 R–R 间期一致。

电轴：QRS 波群电轴为 –4°。

转位：移行区在 V5 导联。

P 波：在 Ⅰ、Ⅱ、Ⅲ、aVF 导联呈钝圆形，时限 88ms，振幅未超过 0.25mV。

P–R 间期：168ms。

QRS 波群：无异常 Q 波，胸导联 R/S 顺序增加，时限 78ms，肢体导联 R+S 绝对值小于 0.5mV。

ST 段：以 R 波为主的导联 ST 段呈上斜型，无异常抬高及下移。

T 波：以 R 波为主的导联 T 波直立，双支前缓后陡，振幅不低于同导联 R 波的 1/10。

QTc：408ms。

重点特征提炼

肢体导联 R+S 振幅绝对值小于 0.5mV。

心电图诊断

1.窦性心律

2.肢体导联低电压

知识点

QRS 波群根据振幅情况分为高电压与低电压，其中肢体导联 R+S 振幅绝对值小于 0.5mV 为低电压的诊断标准。

临床意义

低电压可见于生理性，如过度肥胖者；也可见于病理性改变，如弥漫性或浸润性心肌疾病（淀粉样变性、心肌炎）、缺血性心肌病、心包积液、心包肥厚、严重肺部疾病（慢性阻塞性肺疾病）等。这些情况导致心脏传至体表的电流减弱，心电图表现为低电压。

六十、胸导联低电压

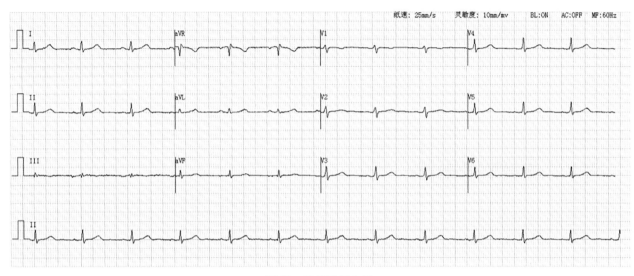

图60 胸导联低电压

心电图特征

心律：在 II 导联 P 波直立，aVR 导联 P 波倒置，提示 P 波在额面上除极向量从右上指向左下。

心率：心房率与心室率一致，为 72 次/分。

节律：匀齐，P–P间期与R–R间期一致。

电轴：QRS波群电轴为+27°。

转位：移行区在V2导联。

P波：在大部分导联呈钝圆形，时限100ms。

P–R间期：170ms。

QRS波群：胸导联R+S振幅绝对值<1.0mV，无异常Q波，胸导联R/S顺序增加，时限74ms。

ST段：以R波为主的导联ST段呈上斜型，无异常抬高及下移。

T波：以R波为主的导联T波直立，双支前缓后陡，振幅不低于同导联R波的1/10。

QTc：409ms。

重点特征提炼

胸导联QRS波群R+S振幅绝对值<1.0mV。

心电图诊断

1.窦性心律

2.胸导联低电压

知识点

胸导联 QRS 波群低电压诊断标准：胸导联所有导联综合振幅均 <1.0mV。

临床意义

胸导联低电压常见于大面积心肌梗死、心包积液、肺气肿、胸腔积液、气胸等。如果是胸壁的脂肪厚度太厚，从体表记录心脏电活动情况时也可以出现胸部导联低电压。建议结合其他心脏检查如心脏彩超、CT等进一步确诊或排除其他疾病。

六十一、水平或下斜型ST段下移

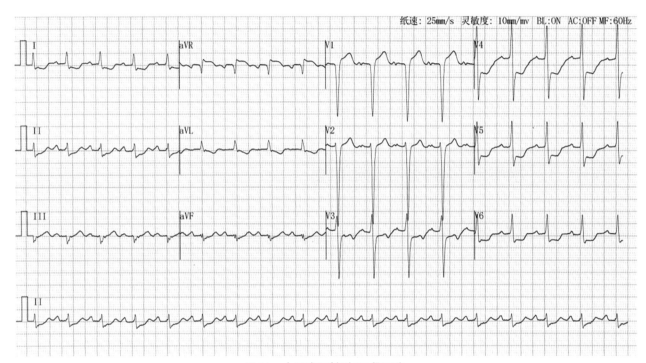

图61 水平或下斜型ST段下移

心电图特征

心律：在 II 导联 P 波直立，aVR 导联 P 波倒置，提示 P 波在额面上除极向量从右上指向左下。

心率：心房率与心室率一致，为 103 次/分。

节律：匀齐，P–P 间期与 R–R 间期一致。

电轴：QRS 波群电轴为 +116°。

转位：移行区在 V3、V4 导联。

P 波：在大部分导联呈钝圆形，时限 96ms。

P–R 间期：182ms。

QRS 波群：无异常 Q 波，胸导联 R/S 顺序增加，时限 116ms。

ST 段：aVR 导联 ST 段呈弓背型抬高 0.1mV；I、aVL 导联 ST 段呈下斜型压低；II、aVF 导联 ST 段呈上斜型压低；V3~V6 导联 ST 段呈水平型压低，最深达 0.6mV。

T 波：I、aVL 导联 T 波倒置；V3~V6 导联 T 波倒置或负正双向。

QTc：434ms。

重点特征提炼

心率 103 次/分；aVR 导联 ST 段呈弓背型抬高 0.1mV；I、aVL 导联 ST 段呈下斜型压低；II、aVF 导联ST段呈上斜型压低；V3~V6导联ST段呈水平型压低，最深达0.6mV；I、aVL导联T波倒置；V3~V6导联T波倒置或负正双向。

心电图诊断

1.窦性心动过速

2. ST-T改变

知识点

心电图ST段下移又称为ST段压低，是指ST段位于等电位线以下，即ST段压低>0.05mV。心电图ST段压低的形态可分为水平型压低、上斜型压低、下斜型压低以及下垂型压低。ST段呈水平型压低多见于心肌缺血。

临床意义

ST段改变是非特异性心肌复极异常的共同表现，是对某些疾病的一种提示，常见于冠心病、心力衰竭、心肌炎、电解质紊乱。要想明确某种疾病是否存在，患者还需要做其他检查，包括冠状动脉CT、冠状动脉造影、心脏彩超、心肌损伤标志物等。

六十二、弓背型ST段抬高

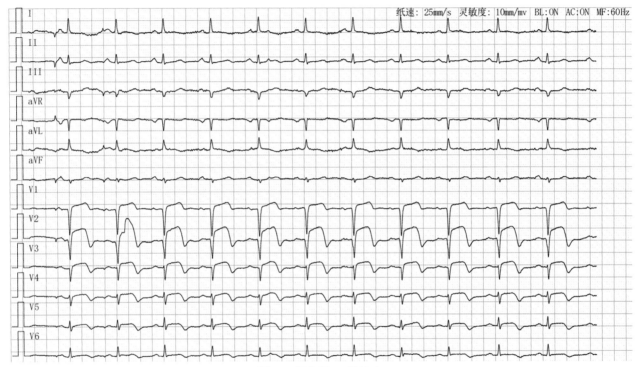

图62 弓背型ST段抬高

心电图特征

心律：在 II 导联中 P 波直立，aVR 导联 P 波倒置，提示 P 波在额面上除极向量从右上指向左下。

心率：心房率与心室率一致，为 75 次 / 分。

节律：匀齐，P–P 间期与 R–R 间期一致。

电轴：QRS 波群电轴为 –1°。

转位：移行区在 V4、V5 导联之间。

P 波：在大部分导联呈钝圆形，时限为 110ms，P 波振幅小于 0.25mV。

P–R 间期：178ms。

QRS 波群：V1~V3 导联可见异常 Q 波，V4~V6 导联 R/S 顺序增加，QRS 波群时限 82ms。

ST 段：V1~V5 导联 ST 段呈弓背型抬高，幅度达 0.35mV；I、aVL 导联 ST 段下斜型。

T 波：V1~V6 导联 T 波正负双向；I、aVL 导联 T 波倒置。

QTc：502ms。

重点特征提炼

V1~V3 导联可见异常 Q 波；V1~V5 导联 ST 段呈弓背型抬高，幅度达 0.35mV；I、aVL 导联 ST 段下斜型；V1~V6 导联 T 波正负双向；I、aVL 导联 T 波倒置；QTc：502ms。

心电图诊断

1.窦性心律

2.异常 Q 波

3.ST-T 改变

4.QTc 延长

知识点

ST 段弓背型抬高又称为损伤型 ST 段抬高，反应心外膜下或透壁性心肌损伤。见于变异性心绞痛、心肌梗死急性期。

临床意义

ST 段弓背型抬高常见情况如下：1.心肌梗死：常见于 ST 段抬高型心肌梗死的急性期；2.心肌炎、心包炎等其他心血管疾病导致心肌受损时，也可能会出现 ST 段弓背型抬高；3.早期复极：生理情况下，早期复极也可能会引起 ST 段抬高与 T 波高尖。因此，对于 ST 段弓背型抬高表现，需结合患者临床症状与其他辅助检查结果，进行综合判断，明确患者具体疾病情况。

六十三、Wellens 综合征

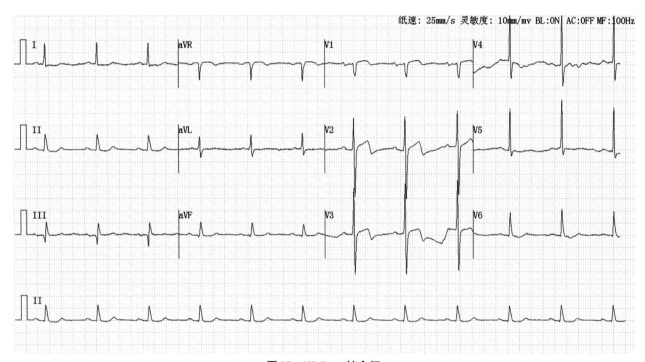

纸速：25mm/s 灵敏度：10mm/mv BL:ON AC:OFF MF:100Hz

图63　Wellens综合征

心电图特征

心律：在Ⅱ导联P波直立，aVR导联P波倒置，提示P波在额面上除极向量从右上指向左下。

心率：心房率与心室率一致，为68次/分。

节律：匀齐，P-P间期与R-R间期一致。

电轴：QRS波群电轴为38°。

转位：移行区在V3导联。

P波：在大部分导联呈钝圆形，时限100ms，振幅未超过0.25mV。

P-R间期：184ms。

QRS波群：无异常Q波，时限86ms，振幅无明显增高和减低。

ST段：V1~V3导联ST段呈上斜型，无明显抬高，Ⅰ、Ⅱ、V4~V6导联ST段呈水平型下移达0.05mV。

T波：V1~V3导联正负双向T波，T波下降支与水平线的夹角大于60°，V4~V6导联低平。

QTc：419ms。

重点特征提炼

ST段：V1~V3导联ST段呈上斜型，无明显抬高，Ⅰ、Ⅱ、V4~V6导联ST段呈水平型下移达0.05mV。

T波：V1~V3导联可见正负双向T波，T波下降支与水平线的夹角大于60°。

心电图诊断

1.窦性心律

2.ST-T改变（符合Wellens综合征）

知识点

Wellens综合征的心电图分两型：1型Wellens综合征：ST位于等电位线，或呈直线型、拱形轻度抬高（不超过1mm），伴有T波深入倒置。倒置的T波下降支与水平线的夹角一般在60°~90°之间；这一类型较为常见，约占3/4；有时候也被称为左前降支冠状T波综合征。2型Wellens综合征：右胸到中胸导联T波双相，主要为V2~V3导联，有时也可包括V1和V4导联，这一类型约占1/4，但致命危险性更大。实际上，Wellens综合征两个分型并非固定不变的，对称倒置的T波与双相T波可在患者不同时期出现。

临床意义

识别Wellens综合征心电图有助于心血管科及急诊科接诊医生早期发现不典型心肌缺血心电图的患者，此类患者近期发作心绞痛等胸痛症状之后心电图出现异常，症状与心电图不同步。提示前降支近端病变，早期行冠脉成形术或冠脉搭桥术，可使患者从中获益，于医生而言一旦发现有此心电图表现切记不可进行平板运动等负荷试验。

六十四、早期复极

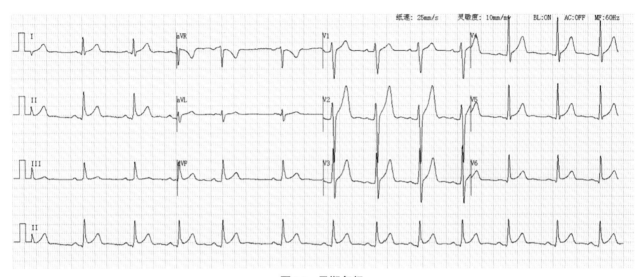

图64　早期复极

心电图特征

心律：在Ⅱ导联P波直立，aVR导联P波倒置，提示P波在额面上除极向量从右上指向左下。

心率：心房率与心室率一致，为76次/分。

节律：匀齐，P–P间期与R–R间期一致。

电轴：QRS波群电轴为+62°。

转位：移行区在V3导联。

P波：在大部分导联呈钝圆形，时限98ms。

P–R间期：168ms。

QRS波群：无异常Q波，胸导联R/S顺序增加，时限84ms。

ST段：（Ⅱ、Ⅲ、aVF、V2~V6导联）J点抬高，呈上斜型。

T波：除aVR导联外，余导联直立，双支前缓后陡，振幅不低于同导联R波的1/10。

QTc：375ms。

重点特征提炼

（Ⅱ、Ⅲ、aVF、V2~V6导联）J点抬高，呈上斜型。

心电图诊断

1.窦性心律

2.早期复极

知识点

早期复极的典型表现是J点抬高，伴有ST段凹面向上的抬高，一般出现在Ⅱ、Ⅲ、aVF导联，以及V2~V5导联，ST段抬高与后面相应的T波呈现融合，T波不对称抬高，呈现上升支缓慢，下降支陡的特点，与患者心率快慢相关，心率慢时多见。

临床意义

早期复极是一种特殊的电生理现象，在心肌细胞除极还没有结束的情况下，部分心室肌已经出现了复极，在心电图上表现为ST段的抬高。传统的观点认为，早期复极是一种生理变异，无需特殊关注与处理，现在随着电生理的发展，认为早期复极可能与恶性心律失常有潜在相关性。

六十五、T波高尖

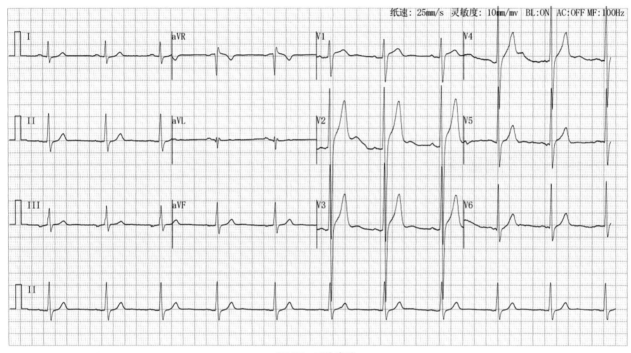

纸速：25mm/s　灵敏度：10mm/mv　BL:ON　AC:OFF MF:100Hz

图65　T波高尖

心电图特征

心律：在 II 导联 P 波直立，aVR 导联 P 波倒置，提示 P 波在额面上除极向量从右上指向左下。

心率：心房率与心室率一致，为64次/分。

节律：匀齐，P–P 间期与 R–R 间期一致。

电轴：QRS 波群电轴为 +65°。

转位：移行区在 V2、V3 导联。

P 波：在大部分导联呈钝圆形，时限 104ms。

P–R 间期：162ms。

QRS 波群：无异常 Q 波，胸导联 R/S 顺序增加，时限 108ms。

ST 段：以 R 波为主的导联 ST 段呈上斜型，无异常抬高及下移。

T 波：胸前 V2~V6 导联 T 波高耸，振幅最高达 1.6mV，超过 1.0mV。

QTc：373ms。

重点特征提炼

胸前 V2~V6 导联 T 波的高度超过 1.0mV 提示 T 波高尖。

心电图诊断

1. 窦性心律
2. T波高尖

知识点

T波高尖指的是心电图上肢体导联T波超过0.5mV，胸导联T波超过1.0mV。

临床意义

T波高尖可见于心肌梗死超急性期、急性后壁心肌梗死、心内膜下心肌缺血、急性心包炎、风心病二尖瓣狭窄及二尖瓣狭窄合并关闭不全、高钾血症（T波高尖呈"帐篷"状）等。T波高尖也可见于正常人，应观察其形态的动态改变，与临床相结合，做出准确判断。

六十六、T波倒置

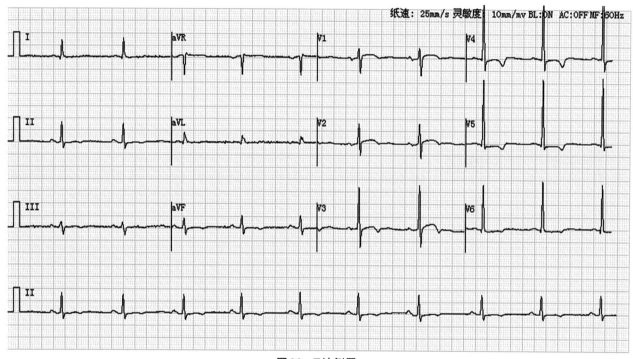

纸速：25mm/s 灵敏度：10mm/mv BL:ON AC:OFF MF:60Hz

图66　T波倒置

268

心电图特征

心律：在 II 导联中 P 波直立，aVR 导联 P 波倒置，提示 P 波在额面上除极向量从右上指向左下。

心率：心房率与心室率一致，为 59 次 / 分。

节律：匀齐，P–P 间期与 R–R 间期一致。

电轴：QRS 波群电轴为 +17°。

转位：移行区在 V2 导联。

P 波：在大部分导联呈钝圆形，时限为 86ms，P 波振幅小于 0.25mV。

QRS 波群：无异常 Q 波，胸导联 R/S 顺序增加，QRS 波群时限 82ms，V5 导联 R 波振幅大于 2.5mV。

ST 段：V1~V3 导联 ST 段呈水平型上移。

T 波：II、III、aVF 导联及 V4~V6 导联 T 波倒置。

QTc：424ms。

重点特征提炼

V5 导联 QRS 波群振幅增高 >2.5mV，V1~V3 导联 ST 段水平型上移，V4~V6 导联 T 波倒置，II、III、aVF 导联 T 波倒置。

心电图诊断

1. 窦性心动过缓

2. ST–T 改变

3. 左心室高电压

4. ST 段 V1~V3 呈水平型上移伴相应导联 T 波倒置－请结合临床。

知识点

T 波倒置是指 T 波方向在以 R 波为主的导联上与主波方向相反，振幅>0.1mV。

临床意义

T 波倒置可见于：冠心病、心肌梗死、肥厚型心肌病、预激综合征、脑血管病、电解质紊乱、药物影响、单纯 T 波倒置综合征、自主神经功能紊乱、心尖现象、过度换气后 T 波改变等，需与临床相结合。

六十七、Brugada 波

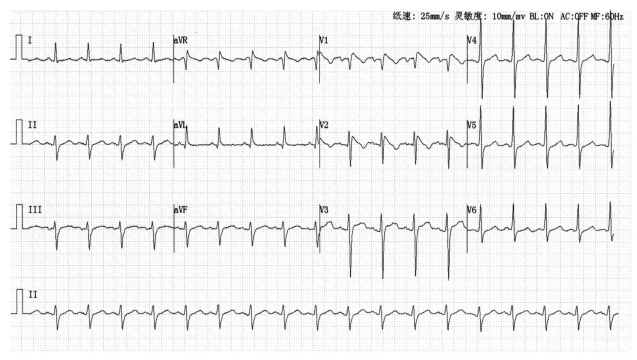

纸速：25mm/s 灵敏度：10mm/mv BL:ON AC:OFF MF:60Hz

图67　Brugada 波

272

心电图特征

心律：在 II 导联 P 波直立，aVR 导联 P 波倒置，提示 P 波在额面上除极向量从右上指向左下。

心率：心房率与心室率一致，为 108 次/分。

节律：匀齐，P–P 间期与 R–R 间期一致。

电轴：QRS 波群电轴为 −25°。

转位：移行区在 V4 导联。

P 波：在 I 、II 导联呈钝圆形，时限 106ms，振幅未超过 0.25mV。

P–R 间期：148ms。

QRS 波群：无异常 Q 波，V1~V2 有圆且宽的 r′ 波，以致 QRS 时间 V1~V2 比 V4~V6 的长。

ST 段：V1~V2 导联 ST 段呈下斜型抬高，下斜型 ST 段呈直线型；ST 段起始部抬高至少 ≥0.2mV。

T 波：V1~V2 导联下斜型抬高的 ST 段之后有对称倒置的 T 波。

QTc：415ms。

重点特征提炼

V1~V2 有圆且宽的 r′ 波，以致 QRS 时间较 V4~V6 为长，ST 段呈下斜型抬高，起始部抬高至少

≥0.2mV，之后有对称倒置的T波。

心电图诊断

1.窦性心动过速

2. Brugada 波

知识点

此种心电图根据ST段抬高的幅度、形态及T波形态分为Ⅰ、Ⅱ、Ⅲ型，Ⅰ型：ST段下斜型抬高，J波或抬高的ST段顶点≥0.2mV，伴随T波倒置，ST段与T波之间很少或无等电位线分离；Ⅱ型：J波幅度≥0.2mV，引起ST段下斜型抬高（在基线上方并≥0.1mV），紧随正向或双向T波，形成"马鞍型"ST段图形；Ⅲ型：右胸导联ST段抬高<0.1mV，可以表现为"马鞍型"，T波正向。

临床意义

Brugada综合征是一种遗传性心律失常病，无明显器质性心脏病，部分患者以猝死为首发症状。Brugada综合征发生室性心动过速、心室颤动及猝死等改变多见于具有Ⅰ型Brugada波的患者。所以该诊断包括：（1）心电图记录到Ⅰ型Brugada波；（2）同时伴下列条件之一：①有多形性室性心动过速、心室颤动的心电图表现；②有心源性晕厥或夜间濒死呼吸；③具有家族史；④电生理检查可诱发室性心动过速、心室颤动。

Brugada 综合征是一种危害性大的遗传性疾病，提高对该综合征的认识，对及时治疗患者有着重要的意义。对于获得性 Brugada 综合征要纠正诱发因素，如：药物、心肌缺血、电解质紊乱、体温异常变化、饮酒等。

六十八、QTc延长

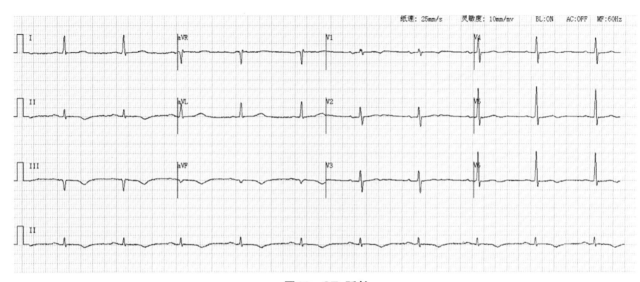

图68　QTc延长

心电图特征

心律：在Ⅱ导联P波直立，aVR导联P波倒置，提示P波在额面上除极向量从右上指向左下。

心率：心房率与心室率一致，为61次/分。

277

节律：匀齐，P-P间期与R-R间期一致。

电轴：QRS波群电轴为-13°。

转位：移行区在V2~V3导联。

P波：在大部分导联呈钝圆形，时限100ms。

P-R间期：176ms。

QRS波群：无异常Q波，胸导联R/S顺序增加，时限80ms。

ST段：Ⅱ、Ⅲ、aVF导联呈水平型延长或下斜型。

T波：Ⅱ、Ⅲ、aVF导联倒置，V4~V6导联呈正负双向。

QTc：496ms。

重点特征提炼

QTc：496ms>450ms。

心电图诊断

1.窦性心律

2. QTc延长

3. ST–T改变

知识点

Q–T间期长短与病人的基础心率的快慢密切相关，心率越快Q–T间期就越短，反之则越长。心率在60~100次/分时，Q–T的间期正常范围大概为0.32~0.44s。由于Q–T间期受心率的影响很大，所以常用校正的Q–T间期即QTc。QTc是R–R间期为1s时，即心率60次/分时的Q–T间期。传统的QTc的正常上限值设定为0.44s，超过此时限即认为延长，一般女性的QTc应小于460ms，男性QTc应小于450ms。

临床意义

QTc延长是按照心率校正之后的Q–T间期延长，是主要反映心脏去极化和复极过程的指标，QTc的延长提示心脏复极延迟，反映心电活动的异常。Q–T间期延长具有家族性，但更多情况下的Q–T间期延长主要是由心力衰竭、冠状动脉供血不足、风湿热、心肌炎、电解质紊乱等疾病引起。它也可以由药物引起，包括奎尼丁、索他洛尔、胺碘酮等抗心律失常药。Q–T间期的延长如果伴有低钾血症，容易诱发尖端扭转型室性心动过速，甚至还会出现室颤，从而导致患者的猝死。

六十九、U波

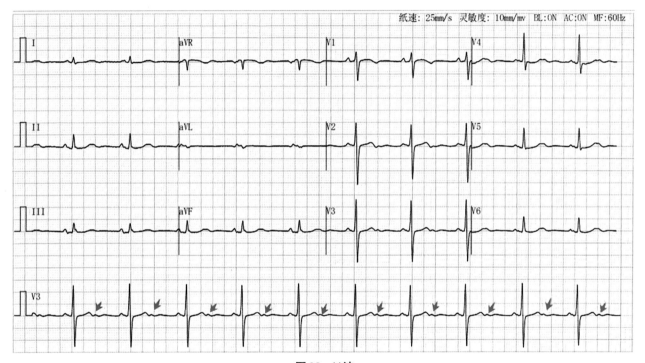

图69 U波

（注：箭头所指处为U波）

心电图特征

心律：在 II 导联 P 波直立，aVR 导联 P 波倒置，提示 P 波在额面上除极向量从右上指向左下。

心率：心房率与心室率一致，为 63 次 / 分。

节律：匀齐，P–P 间期与 R–R 间期一致。

电轴：QRS 波群电轴为 +68°。

转位：移行区在 V3 导联。

P 波：在大部分导联呈钝圆形，时限 90ms。

P–R 间期：132ms。

QRS 波群：无异常 Q 波，胸导联 R/S 顺序增加，时限 94ms。

ST 段：以 R 波为主的导联 ST 段呈上斜型，无异常抬高及下移。

T 波：以 R 波为主的导联 T 波直立，双支前缓后陡，振幅不低于同导联 R 波的 1/10。

QTc：452ms。

U 波：紧接 T 波后 0.02s 出现的一个低频、低振幅波，方向与 T 波一致，V2~V3 导联振幅 < 同导联 T 波的 1/2，II、III、aVF，V4~V6 导联振幅与 T 波齐平；电压 <0.2mV。

重点特征提炼

紧接 T 波后 0.02s 出现的一个低频、低振幅波，方向与 T 波一致，V2~V3 导联振幅<同导联 T 波的 1/2，Ⅱ、Ⅲ、aVF，V4~V6 导联振幅与 T 波齐平；电压<0.2mV。

心电图诊断

1. 窦性心律
2. 可见 U 波

知识点

除 aVR 导联外，在肢体导联和胸导联上，U 波直立。正常人 U 波振幅不超过同导联 T 波振幅的 1/2，U 波时限约 200ms，U 波上升支较快，下降支较缓慢，于心室舒张早期出现，是心室复极的一部分。

临床意义

U 波的变化包括增大、降低或倒置，或发生 U 波电交替，多数原因是心肌缺血、肥厚；心动周期长短改变；药物和电解质的影响。

七十、心房起搏

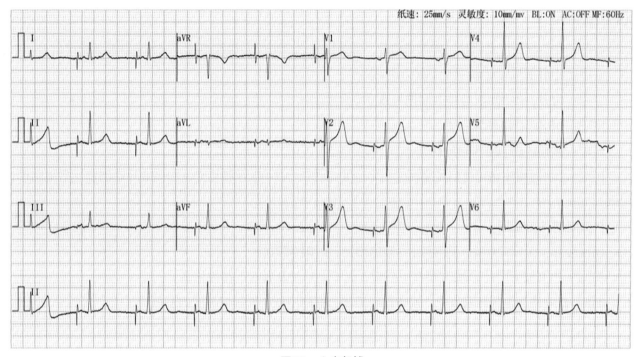

纸速：25mm/s　灵敏度：10mm/mv　BL:ON　AC:OFF MF:60Hz

图70　心房起搏

心电图特征

心律：在各导联可见明显钉样起搏信号，起搏信号之后可见心房起搏波，QRS波群前无起搏信号。

心率：心房率与心室率一致，为60次/分。

节律：匀齐，P-P间期与R-R间期一致。

电轴：QRS波群电轴为+62°。

转位：移行区在V2、V3导联。

P波：心房起搏波在起搏信号之后，在Ⅰ、Ⅱ、aVF、V3~V5导联直立，在aVR导联倒置，呈钝圆形，时限112ms。

P-R间期：180ms。

QRS波群：无异常Q波，胸导联R/S顺序增加，时限94ms。

ST段：以R波为主的导联ST段呈上斜型，无平直延长及异常下移或抬高。

T波：以R波为主的导联直立，双支前缓后陡，振幅不低于同导联R波的1/10。

QTc：411ms。

重点特征提炼

各导联可见明显起搏信号，起搏信号之后可见心房起搏波，QRS波群前无起搏信号。

心电图诊断

心房起搏心电图，起搏模式 AAI，起搏功能正常

知识点

心房起搏是将设定频率的起搏器电极送入心房，发放冲动控制心脏节律的一种治疗传导阻滞、心律失常的方法。

临床意义

心房起搏异常主要表现为起搏功能障碍和感知功能障碍。前者表现为间歇性或持续性停止发放起搏信号或虽有起搏信号发出但未能带动心房除极产生起搏波，常见原因有起搏阈值升高、电极移位、电极导线断裂、电极与脉冲发生器接触不良、电池耗竭等。后者表现为感知不良和感知过度。感知不良表现为起搏器不能感知自身P波，仍按原有的起搏频率发放脉冲，出现竞争性房性心律失常，若脉冲落在自身节律的心房易颤期内可诱发房性心动过速、心房扑动或颤动，常见原因是感知灵敏度设置不当。感知过度则表现为对振幅较低的肌电信号、电磁信号及T波等发生感知，出现起搏周期延长或暂停起搏，系感知灵敏度太高所致。

七十一、心室起搏

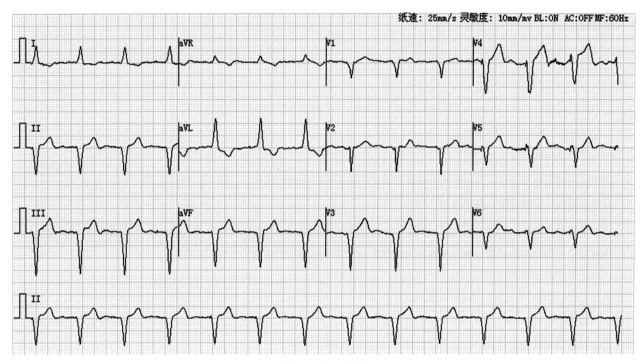

纸速：25mm/s 灵敏度：10mm/mv BL:ON AC:OFF MF:60Hz

图71 心室起搏

心电图特征

心律：各导联P波消失，代之以形态各异、大小不同、间距不等的f波，V1导联最为显著。

心率：心室率78次/分。

节律：P波消失，代之以f波；心室率匀齐。

电轴：QRS波群电轴为–67°。

转位：均呈rS型。

P波：P波消失，代之以大小不等的f波，f波振幅小于0.1mV。

P–R间期：P波消失无法测量。

QRS波群：QRS波群前可见起搏信号，起搏的QRS波群呈宽大畸形，V1~V6导联表现为QS/rS波。

ST段：以R波为主的导联ST段呈上斜型，无平直延长及异常下移或抬高。

T波：以R波为主的导联直立，双支前缓后陡，振幅不低于同导联R波的1/10。

QTc：392ms。

重点特征提炼

P波消失，代之以大小不等的f波，f波振幅小于0.1mV，V1导联较显著。

QRS波群前可见起搏信号，起搏的QRS波群呈宽大畸形，V1~V6导联表现为QS/rS波。

心电图诊断

1.心房颤动（房颤）

2.心室起搏心电图，起搏模式VVIR，心室起搏功能正常

知识点

VVIR为心室起搏–心室感知–抑制–频率适应性起搏模式，由于VVIR为心室单腔起搏，与心房收缩无关，失去了房室顺序收缩的生理特性，因此被称为非生理性起搏。

临床意义

VVIR为心室起搏、心室感知、R波抑制、频率适应性非生理性起搏模式，起搏电极常植入在右心室的心尖部，目前主要应用于房颤伴心室率过缓或伴有长R–R间期的患者。

七十二、双腔起搏

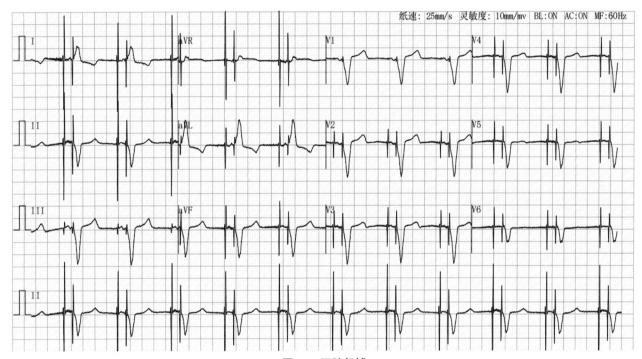

纸速：25mm/s　灵敏度：10mm/mv　BL:ON　AC:ON　MF:60Hz

图72　双腔起搏

心电图特征

心律：在 P 波及 QRS 波群前可见钉样信号，规律出现。

心率：心房率与心室率一致，为 65 次/分。

节律：匀齐，P–P 间期与 R–R 间期一致。

电轴：QRS 波群电轴 +211°。

转位：胸导联均呈 QS 型。

P 波：时限 64ms。

P–R 间期：AV 间期 160ms。

QRS 波群：QRS 波群宽大畸形，时限 160ms。

ST 段：Ⅰ、aVL 导联 ST 段呈下斜型压低；V5~V6 导联 ST 段呈水平型；余导联 ST 段呈上斜型。

T 波：Ⅰ、aVL 导联 T 波倒置；V5~V6 导联 T 波低平；余导联 T 波直立。

QTc：352ms。

重点特征提炼

P 波前及宽 QRS 波群前可见钉样信号，为心房、心室起搏信号，心房、心室顺序起搏。

心电图诊断

起搏器心电图，起搏模式DDD，心房、心室起搏功能正常。

知识点

此图心房起搏钉样信号后可见心房除极波、心室起搏钉样信号后可见宽大的心室除极波，说明心房、心室顺序起搏，起搏功能正常。图中未见自身心房、心室除极波，无法判断起搏器感知功能。

临床意义

起搏心电图的患者原本存在心律失常，考虑临床意义时首先要分析患者自身的心律失常情况，再分析起搏器的工作状态，包括起搏功能、起搏频率以及起搏感知功能是否异常。

七十三、起搏融合波

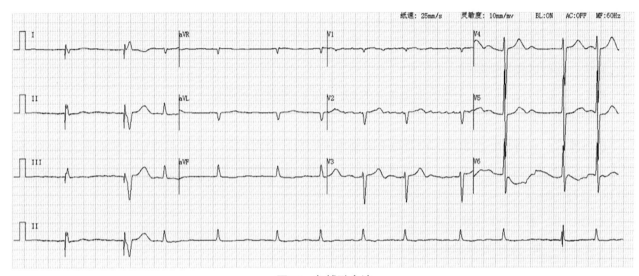

图73　起搏融合波

心电图特征

心律：P波消失，出现大小不等形态各异的f波；可见心室起搏信号。

心率：心房率与心室率不一致，心室率为74次/分。

297

节律：R-R间期不匀齐。

电轴：QRS波群电轴为+107°。

转位：移行区在V5导联。

P波：P波消失，可见大小不等形态各异的f波，在V2导联显示明显。

P-R间期：无。

QRS波群：自身QRS波群V1~V3导联R波递增不明显，时限84ms，心室起搏QRS波群宽大畸形，除极方向与自身QRS波群完全相反，还可见部分心室起搏QRS波群较完全起搏QRS波群变窄，为自身和起搏QRS波群的融合。

ST段：Ⅱ、Ⅲ、aVF导联呈水平型压低≤0.05mV。

T波：Ⅱ、Ⅲ、aVF导联低平。

QTc：446ms。

重点特征提炼

P波消失，代之以大小不等形态各异的f波。可见心室起搏信号，随后出现心室除极波形。心室起搏QRS波群形态不一致，如第2个QRS波群宽大畸形，除极方向与自身QRS波群完全相反，第1个QRS波群较自身下传的QRS波群粗钝变宽，比第2个QRS波群偏窄，即融合了自身及起搏两种图形，为自身与心室起搏融合波。

心电图诊断

1. 心房颤动

2. 心室起搏心电图，起搏模式 VVI，心室感知和起搏功能正常

3. ST–T 改变

知识点

融合波是由 2 个激动起源点同时激动心室所引起的一种心电现象。

临床意义

临床上考虑起搏器节电，常通过程控起搏器，调整起搏频率、调整 AV 间期，调整心房或心室的感知灵敏度来进行处理，以减少起搏融合波的发生，鼓励自身除极。